智能化系统工程丛书

数字化医院系统工程

主　编　徐洪彬

副主编　冯　超　杜东良
　　　　谢　辉　陈　杰

主　审　潘兆岳　许作民
　　　　陈洪波

东南大学出版社
·南京·

内 容 提 要

数字化医院系统是由医院业务软件、数字化医疗设备、计算机网络平台所组成的三位一体的综合信息系统,有助于医院整合资源、优化流程、提高医疗质量和人性化服务水平、降低运行成本等。

本书介绍了数字化医院的楼宇自控、信息化系统(HIS)、数字化手术室、手术示教与远程医疗、信息发布/查询及会议、视讯平台、多媒体信息存储、医院智能化等系统的设计与应用,各章均给出了成功实例或解决方案,可供医院方、设计方和工程商参考。

图书在版编目(CIP)数据

数字化医院系统工程/ 徐洪彬主编. —南京：东南
大学出版社，2013.6
　(智能化系统工程丛书)
　ISBN 978-7-5641-4286-5

Ⅰ. ①数… Ⅱ. ①徐… Ⅲ. ①数字技术—应用—
医院—系统工程 Ⅳ. ① R197.324

中国版本图书馆 CIP 数据核字(2013)第 117425 号

数字化医院系统工程

出版发行	东南大学出版社
出 版 人	江建中
网 址	http://www.seupress.com
电子邮件	press@seupress.com
社 址	南京市四牌楼 2 号
邮 编	210096
电 话	025-83793191(发行)　025-57711295(传真)
经 销	全国各地新华书店
排 版	南京理工大学资产经营有限公司
印 刷	江苏凤凰扬州鑫华印刷有限公司
开 本	787mm×1092mm　1/16
印 张	14.25
字 数	364 千字
版 次	2013 年 6 月第 1 版
印 次	2013 年 6 月第 1 次印刷
书 号	ISBN 978-7-5641-4286-5
定 价	40.00 元

本社图书若有印装质量问题,请直接与营销部联系(电话:025-83791830)

前　言

　　人的生命就是与疾病和死亡作斗争的一生,每个人一辈子少不了要和医生、医院打交道,就医状况如何是每个人会面对的问题。而且,国民生活水平越高,对于医疗事业的要求也就越高。社会医疗事业直接影响到国计民生,牵涉到每个家庭、每个人;社会医疗状况也是衡量一个国家经济发展和社会文明水平的重要标志。

　　医疗卫生是伴随人类文明同步发展的事业。我国是有着五千年文明历史的古国,同时也有着丰富的宝贵灿烂的医学宝库。然而由于我国人口众多、医疗基础设施建设底子薄,医院建设远远不能满足人民大众的实际需要,就其数量和设施离国际水平还有很大距离。可以说"就医难"成为我们日常生活中的一大困扰。长期以来,我国各届政府都致力于医疗制度改革,努力改善医疗条件,千方百计解决群众就医难的问题。

　　现在的医院不再是一个简单的病人求医、医生诊疗的场所;现代化的医院从病人远程预约、挂号、就诊、各种检查化验、投药治疗、电子病历管理、就医护理、疗效监控、费用结算、后续服务等等已经形成一个全系统的医疗服务体系。这些必须依赖于现代先进的科学技术和数字化、网络化、智能化的集成以及相应软件的管理。当然,这也就是我们广大医务工作者和工程技术人员肩负的重大责任和神圣使命。

　　毫无疑问,建设一批现代化的医院,从硬件、软件各方面提供一个个良好的医疗平台,营造舒适便捷的就医环境,必然有利于改善医疗条件、减少医疗事故、保证医疗质量、提高医疗效率,也必将促进社会文明和谐,推动国家经济发展。

　　本书结合典型的、成功的医院工程实例,比较系统地阐述分析现代智能化、数字化医院建设的设计和实施方案。这对于新医院的建设,老医院的系统改造具有一定的参考价值。对于广大的医务工作者、医院管理者、系统设计方和工程商提高自身的业务水平也有所帮助。

　　当代科学技术发展日新月异,现有的技术总是滞后于未来需求;加上笔者自身水平所限,书中难免有不足部分和谬误之处,敬请各位同仁不吝赐教;同时对于编辑本书过程中给予帮助的多位专家和单位在此表示由衷的感谢!

徐洪彬

2013 年　夏日

数字化医院英文名词缩略语

1. HIS（Hospital Information System） 医院信息系统
2. HMIS（Hospital Management Information System） 医院管理信息系统
3. CIS（Clinic Information System） 临床信息系统
4. PACS（Picture Archiving and Communication Systems） 医学影像存档和通信系统
5. LIS（Laboratory Information System） 检验信息系统
6. EMR（Electronic Medical Record） 电子病历
7. EMR（Patient Care Information） 病人诊疗信息
8. RIS（Radiology Information System） 放射科信息系统
9. USIS（Ultrasonic Sound Information System） 超声信息系统
10. USIS（Universal Surgical Integration System） 通用外科手术集成系统
11. TMS（Tele Medicine System） 远程医疗系统
12. RTIS（Radiation Therapy Information System） 放射治疗系统
13. ERP（Enterprise Resource Planning） 医院资源计划
14. RTS（Retroactive Tracking System） 供应室追溯管理信息系统
15. RMIS（Reginal Medical Information Service） 区域医疗卫生信息服务
16. PEIS（Physical Examination Information System） 体检信息系统
17. MIS（Medical Intelligence System） 体检智能化系统
18. CAD（Computer Aided Diagnosis） 计算机辅助诊断
19. CAT（Computer Aided Therapy） 计算机辅助治疗
20. CAS（Computer Aided Surgery） 计算机辅助外科

目　录

第一章

数字化医院概论

第一节　数字化医院概念及特征

医院信息化建设是现代医院管理的一场深刻革命。信息化是促进医院快速发展"技术、管理、服务"三要素的助推剂,医院信息化速度标志着医院现代化程度,体现着医院的整体水平。用科学的发展观指导医院信息化建设,在人性化服务上下大工夫,通过计算机的科学编程,标准化运作,网络资源共享、医疗保健、流程再造、预约诊疗是今后一个时期医疗卫生改革发展的方向。国内外的实践证明,医院信息化是一项复杂的系统工程,需要医院领导者的高度重视,职能部门的攻坚克难,全体医护人员及 IT 人员的通力协作。在医院信息化建设中,计算机和网络只是手段,目标是要实现医疗护理、服务管理、运筹决策的方便、快捷、准确、共享。用信息化推进管理、诊疗、护理、检验检查以及服务的科学化、标准化、规范化。

一、数字化医院的定义

利用先进的计算机及网络技术,将患者的诊疗信息、卫生经济信息与医院管理信息等进行最有效的收集、存储、传输与整合,并纳入整个社会医疗保健数据库的医院。其结构如图 1.1 所示。

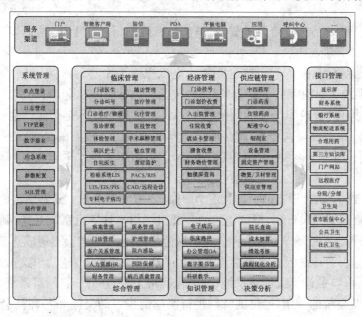

图 1.1　数字化医院结构

二、医院信息化建设发展阶段

我国医院信息化建设伴随着计算机和网络技术的发展,经历了30多年,大体经历了以下四个阶段:

(1) 单机应用。始于20世纪70年代末80年代初,主要用于门诊收费、住院患者费用管理、药库管理等。

(2) 部门级局域网。始于20世纪80年代中期,代表性的应用系统主要有住院患者管理系统、门诊计价及收费发药系统、药品管理系统等。

(3) 完整的医院信息系统。20世纪90年代初开始,一些大医院相继在100 M快速以太网上建立了较为完整的医院信息系统。

(4) 数字化医院雏形。21世纪初一些大型医院开始建立以患者为中心的临床信息系统,建立门诊、住院医师工作站,实现电子病历、电子处方、电子申请单、条形码、办公自动化(OA)及全成本核算(ERP)等。

全国各省份各医院信息化建设水平参差不齐,据了解,一部分大型三甲医院的信息化建设较为完善,已经开始考虑异地容灾机房建设,当本地机房出现问题时,所有业务能够整体切换到容灾机房,保障数据安全性和业务连续性。另外区域医疗也已经在各地进行试点建设,这是一个庞大的系统工程,所有的平台软件、接口都要有统一标准和规范。

三、医院信息化建设需求

目前各省医疗信息化建设的需求主要有以下三点:

(1) 各卫生局牵头,三甲医院配合进行的区域医疗建设项目;

(2) 三甲医院在等保、容灾备份建设上的需求;

(3) 各二甲、县级医院的信息化建设,相比于三甲医院,较为落后,但后续需求空间巨大。

由于国家卫生部启动了金卫工程,其基础是医院的信息化工作,所以,当前的医院信息化建设形成了如下热点:

(1) 建立医院信息系统。当前主要是建立以患者为中心的医院信息系统(HIS、CIS、GIS),该信息系统可对医院的主要业务部门(包括门急诊、住院、药库、药房、手术与麻醉、医技及辅助科室等)进行较为全面的医疗管理和经济管理。HIS是医院信息化的基础,也是医院信息化热点中的热点;CIS的重点是建立以电子病历为核心的全国统一标准的居民健康档案;试点并逐步推广区域卫生信息化(GIS)。但由于建设水平和投资水平不同,我国医院中建立的医院信息系统的水平有着很大的差异。

(2) 大型数字化医疗设备的引进及医学影像信息的处理系统。这些引进的设备虽然已对医疗行业的发展起了巨大作用,但如能进一步通过网络与计算机系统互连,则会发挥更大作用,目前国内外都在纷纷研制并在一些先进的医院中使用,不久将会迅速成熟、发展和推广。

(3) 建立远程会诊系统。远程会诊及今后的远程医疗是未来发展的趋势。

当然,还有医院的计算机网络系统、智能化病房大楼、办公信息网络系统、各种智能化的医疗诊断和检验系统的使用,通过因特网进行医学情报等的交流和各种社会需求的医疗保健、咨询、预约诊疗、在线交流等服务。

第二节　信息化是数字化医院的核心

一套完整的医院信息系统建设包含了很多方面,从基本的信息管理(包括记账收费、患者的出入转院等)作为基础,再到增加医学影像存档与传输系统(PACS)、检验信息系统(LIS)的应用,患者资料的信息共享与电子病历,对病历书写质量和时效性控制,面向患者的触摸屏查询系统(包括就医流程、实时药价、住院患者费用明细、专家介绍等),成本核算系统(包括药品用量、流量监控,住院分析、门诊流量等),以改善就医环境与服务质量,提高管理与决策水平。

数字化医院建设无统一的标准,其特点具有时效性和区域性。从医院内部来看可概括为"三无":无纸化、无胶片化、无线化。从社会角度看为"四化":建筑智能化、医疗数字化、管理信息化、资源社会化。医疗信息化建设需要时间和过程来完成。从 OA 办公到硬件支撑平台,再到硬件支撑平台和业务系统整合,分为如下三个阶段:

1. 医院管理信息化(HMIS)

建设内容包括部门级信息化管理、全院级信息化管理,例如财务收费管理系统、人力资源管理系统等。它的特征是数据共享和基于财务核算为中心。

2. 临床管理信息化(HCIS)

建设内容包含电子病历、医生工作站、PACS、LIS、RIS 等系统。它的特征是实现 e-hospital、医疗和管理信息处理无纸化和无胶片化、医院间联网、电子病历网上传递。

3. 区域医疗卫生服务(HGIS)

建设内容包含区域一体化医院信息、人口健康档案、疫情上报与应急指挥、远程医疗等系统。它的特征是整合社会医疗保健资源和服务。

医疗行业里有很多不同的业务系统,最常用的分别是医疗信息系统(HIS)、医学影像存档与通讯系统(PACS)和电子病历系统(EMR)。

一、医疗信息系统(HIS)

HIS 承担了为医院所属各部门录入和提供病人诊疗信息、行政管理信息等重要信息数据的服务。以数据库为核心,以服务器和存储为硬件支撑环境,是具有一定规模的计算机化的系统。HIS 主要划分为五部分:

(1)临床诊疗部分:包括门诊医生工作站、住院医生工作站、护士工作站、临床检验系统、输血管理系统、医学影像系统、手术室麻醉系统等。

(2)药品管理部分:包括药库、药房及发药管理。

(3)经济管理部分:包括门急诊挂号、门急诊划价收费,住院患者入、出、转,住院收费、物资、设备、财务与经济核算等。

(4)综合管理与统计分析部分:包括病案管理、医疗统计、院长综合查询与分析、患者咨询服务。

(5)外部接口部分:包括 HIS 与医疗保险系统、社区医疗系统、远程医疗咨询系统等接口。

HIS 以数据库为主,对信息的安全、保密性、系统可靠性有很高要求,特别是对业务连续性和性能有很高要求,要求 7×24 小时工作,因此要对数据库进行优化,以满足服务器的配置要求和存储的整体要求。图 1.2 是由宏杉科技提供的一个典型的 HIS 应用案例,通过数据的自动分层技术,采用 SSD 固态盘和 SAS 盘的结合,对常用的数据根据一定策略迁移到固态盘上,以整体提高存储系统;对于医疗系统的系统恢复和容灾方面要求,则通过存储间复制、镜像以及备份等来解决。一般针对 HIS 系统的拓扑图相对比较简易,前端 HIS 服务器通过双机热备、后端存储采用一主一备的高性能双存储架构保证,以及备份软件来实现数据的安全保护,任何一台存储出现问题后,都能很快进行切换,在规定时间内恢复业务。

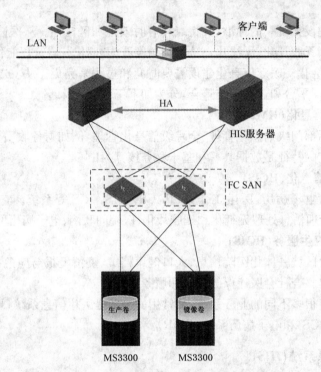

图 1.2　一主一备高可用 HIS 系统平台建设

二、医学影像存档与通信系统(PACS)

PACS 承担了对医疗影像和医学图片的管理、处理及变换等工作,其数据具有保存时间长、数据量大等特点,系统保存了时期不同、访问频率不同及重要程度不同的数据。PACS 主要构成包含:

(1)影像获取,通过成像设备实现。

(2)影像归档,利用归档服务器、数据库管理技术、存储介质实现。

(3)影像显示,通过显示工作站实现。

(4)通信和网络,实现科室级或全院级部署。

(5)系统接口和集成,统一标准、统一规范。

PACS 研究对象主要针对数字放射影像(CR 或 DR)、计算机断层扫描影像(CT)、核磁共振影像(MR)、超声影像(US)、显微成像、数字血管减影成像(DSA)、脑磁图(MEG)以及其他各类功能影像(PET、SPECT 等)。PACS 的目的包括：

（1）利用实现无胶片的电子化医学影像管理，节省医疗成本。

（2）利用计算机对影像进行处理提高诊断质量。

（3）实现医学数据共享，提高医院的工作效率和诊断水平。

PACS 对存储的需求，主要对性能、扩展性、数据安全及易管理性提出了如下要求：

（1）高性能，能够迅速处理瞬间大量影像数据，包括检索、录入(大容量智能缓存管理)。

（2）高扩展，数据增长很快，能满足系统分级存储和未来整合需要(SAS2.0、ICMT)。

（3）高可靠性，提供 7×24 小时服务，部分影像用于科研和教学，容灾数据保护方案，设备采用冗余和更可靠的 RAID 技术(CRAID)。

（4）易管理，能够提供极佳管理性(ODSP)。

三、电子病历系统(EMR)

EMR 是利用计算机网络技术处理病人病历的医学专用系统软件，如图 1.3 所示。医护人员通过该系统，以电子化方式记录与采集患者就诊的各种信息，包括：首页、病程记录、检查检验结果、医嘱、手术记录、护理记录等所有在院产生的记录文档。根据病人类型可分为门诊与住院电子病历。其中既有结构化信息，也有非结构化的自由文本，还有图形图像信息。涉及病人信息的采集、存储、传输、质量控制、统计和利用。EMR 在医疗中作为主要的信息源，提供超越纸张病历的服务，满足医疗、法律和管理需求。

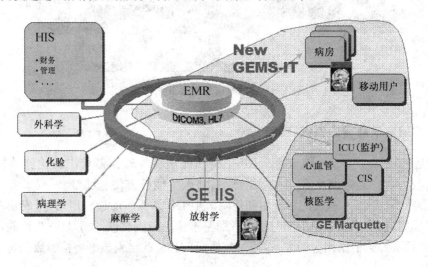

图 1.3　电子病历系统

电子病历信息来源于：病人基本资料、病案首页、PACS、LIS、医学知识库、病人资料库等系统。并为医护系统、电子申请单、临床医学统计查询、临床路径系统、PACS、医疗质量管理等提供信息。医疗质量管理系统信息又来源于：电子病历、病案首页、医嘱管理、护理记录、临床路径等系统。如图 1.4 所示。

由此可见，电子病历系统是医院临床系统中的核心系统。但由于卫生部已下发了《病历书写基本规范(试行)》，各医院在电子病历的书写内容与方式基本一致，所以只需要系统根据要求建立好病历模板,做好与其他系统接口。

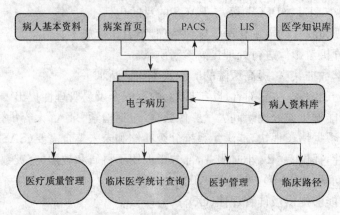

图1.4 电子病历系统数据结构图

四、放射科信息管理系统(RIS)

RIS是放射科的登记、分诊、影像诊断报告以及放射科的各项信息查询、统计等工作的管理系统,RIS系统与PACS系统紧密相连,构成医院数字医疗设备、影像及报告管理的解决方案。如图1.5所示。

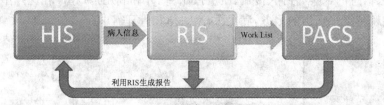

图1.5 放射科信息管理系统(RIS)

五、实验室信息管理系统(LIS)

LIS是HIS的一个重要组成部分,其主要功能是将检验仪器传出的检验数据经分析后,生成检验报告,通过网络存储在数据库中,使医生能够方便、及时地看到患者的检验结果。LIS的工作流程是,通过门诊医生和住院医生工作站提出的检验申请,生成相应患者的化验条码标签,在生成化验单的同时将患者的基本信息与检验仪器相对应;当检验仪器生成检验结果后,系统会根据相应的关系,通过数据接口和检验结果核准将检验数据自动与患者信息相对应。

作为医院核心数据业务系统,保障数据安全、提高系统可靠性、易管理维护,并能与HIS、EMR、PACS等业务系统有效整合,已成为医院内部信息化建设的主要目标。

综上所述,建筑智能化是数字化医院的基础,医疗信息化才是数字化医院的核心。数字化医院建设将打破医院围墙,使现有医院从单一医疗型向保健医疗型发展,从点向面辐射,向社会延伸,使医院与医院互联,医院与社区互联,医院与病人家庭互联,医生与病人互联,医院与医保、银行互联。数字化医院建设必将推动远程医疗、医院集团化、区域化,区域型影像中心、检验中心、实验中心的建立。采用医学图像网络传输,实现医学资源的社会化,是解决"看病难"、"看病贵"这一社会性问题的根本措施。

第三节　智能化是数字化医院的基础

建筑医疗设备是医疗技术、建筑技术、自动控制技术、信息技术相集成的产物。医院建筑包含了大量的建筑医疗设备,它与医疗楼宇同步设计、同步施工。它为检查诊断、医疗护理提供科学的工作环境,明显地提高了医疗效果和工作效率。

数字化医院是由数字化医疗设备、计算机网络设备、医院管理软件三位一体的综合信息系统,建筑医疗设备是数字化医疗设备的重要组成部分,在设计和施工过程中充分注意和计算机网络设备接轨,各类参数应纳入 HIS 进行管理。

建筑医疗设备通常又称为"医用工程",已成为今天的重要产业。大型的建筑医疗设备有:

①洁净手术部 OR;②消毒供应中心 CCSD;③静脉药物配制中心 PIVAS;④血液透析中心 HDC;⑤医用中心供气系统 CPS;⑥大型医疗设备机房、会诊中心、生物安全实验室等。

随着医疗技术的发展和完善,不同要求的特需病房 VIP 日渐增加,每种病房都有自己的不同配置和设计理念,它们是数字化医院建设的必不可少的组成部分,常见的特需病房有:

①重症监护病房 ICU;②心血管监护病房 CCU;③新生儿监护病房 NICU;④骨髓移植病房(无菌病房)BCTU;⑤人工助孕病房 IVF;⑥烧伤病房、哮喘病房、睡眠呼吸障碍病房、听力检查室、心血管造影室、内窥镜检查室、分娩室、解剖室等。

图 1.6 为监护病房工作现场,病房内有大量的数字化临床医疗设备,同医院信息系统 HIS 构成网络,为病员提供监护和治疗条件。

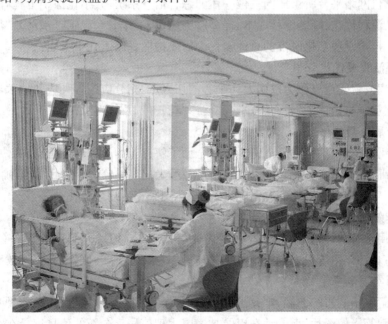

图 1.6　监护病房工作现场

一、数字化医院整体布局

数字化医院的两大系统——医院信息系统 HIS 和建筑智能化系统 BIS,每一系统又包含多项子系统。各个医院在子系统的建设中,从自身条件出发,取舍各异,不尽相同,现选取常用的部分子系统作为例证,以构成数字化医院的全貌,布局框图如图 1.7。

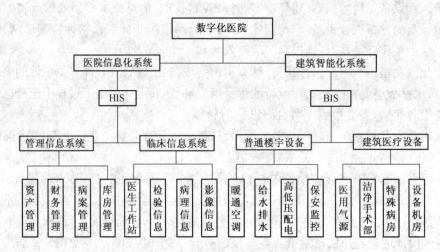

图 1.7　数字化医院布局框图

二、数字化医院的要求

数字化医院是我国现代医疗发展的新趋势,数字化医院系统是医院业务软件、数字化医疗设备、计算机网络平台所组成的三位一体的综合信息系统,数字化医院工程有助于医院实现资源整合、流程优化、降低运行成本,提高服务质量、工作效率和管理水平。

具体而言,建设数字化医院的总体设计中需要把握好以下几个方面:

1. 就医流程最优化

把优化病人就医流程作为以病人为中心的切入点,充分应用各种成熟技术,如 IC 卡、条形码、因特网和手机短信等,着力解决诸如门诊"三长一短"等现象。

2. 医疗质量最佳化

充分利用系统信息及集成,让医生及时全面了解患者的各种诊疗信息,为快速准确诊断奠定良好基础;并通过各种辅助诊疗系统的开发,来提高检查检验结果的准确及时性。同时,也能把医生护士各种可能的差错降到最低,达到医疗治疗最佳化。

3. 工作效率最高化

充分利用已有的信息平台,将各种现代通信技术(如 PDA)、自动化设备(如自动摆药机)和实验室自动化系统引入到医院数字化建设中,减轻工作强度,提高工作效率。

4. 病历实现电子化

深刻理解电子病历的内涵,丰富原有病历的内容,把包括 CT、MRI、X 线、超声、心电图和手术麻醉等影像图片、声像动态以及神经电生理信号等全新的信息记录在案,使病历更加直观和全面,确保医疗信息的完整性。

5. 决策实现科学化

通过建立强大的管理和诊疗数据仓库等系统,使得医院管理和诊疗决策完全建立在科学的基础上,不断提高管理和诊疗决策水平。

6. 办公实现自动化

把办公自动化作为医院数字化建设的重要组成部分。突出抓好公文流转办公的自动化和日常工作管理的自动化,基本实现院内公文无纸化和快速传递电子邮件化。

7. 网络现实区域化

针对病人的合理需求,充分利用网络资源来提高医疗质量、降低医疗费用和合理利用医疗资源。把区域医疗信息网络作为医院数字化建设发展的高级阶段进行研究和建设。

8. 软件实现标准化

信息标准化是信息集成化的基础和前提,把软件的标准化建设作为医院与国内外接轨的重要保证贯穿始终。包括采用国际或国家统一的信息交换和接口标准和接口代码,如采用 HL7、DICOM3.0 等医疗信息交换和接口标准,各种代码如疾病、药品和诊疗等采用国际或国家统一的标准代码,医院内部的病人 ID 号也应尽量采用统一的代码如身份证号码等。

以上这些内容主要是软件,通常在医院智能化建设中由业主直接与厂商直接沟通,集成商并不参与。但笔者认为集成商在前期设计过程中必须对这些应用软件有相当了解,积极参与,出谋划策,帮助业主将这些应用有机地结合为一个整体,在医疗过程中更好地发挥作用。

数字化医院 HIS 建设要点如图 1.8 所示,应使医疗信息化中的几个主要环节,在信息管理方面实现互联互通,使其更有效地提高数字化医院的功效和更好地提高医疗水平服务。

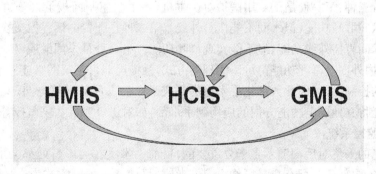

图 1.8　数字化医院 HIS 建设要点

HMIS——医院管理信息系统;HCIS——医疗保健信息系统;GMIS——区域医疗卫生服务系统

三、智能化设计要求

1. 综合布线系统

综合布线系统网络设备及配套的传输设备是近几年发展最快的,信息的传输方式及速度也是数字化集成的关键点。对于目前综合布线系统的设计需求,各个医院都不同。HIS、PACS、LIS 等医院内部网络系统的需求决定医院的综合布线的结构,万兆、十万兆的传输速度已经普遍。而水平终端的点位数量如何设计,是这个系统的真正难点。除了了解医院的日常工作模式,还要了解内外网使用方式、配备医疗专用设备的网络需求,只有将所有信息都掌握到,才能避免项目交工后出现日常办公网络点不够或无法进行网络扩展的问题。但也不是终端点越多越好,终端太多不仅不便网络终端的管理还会造成初建投资的过度浪费。

2. 有线电视系统

目前各省市地区都开始建立数字电视,而城市主干仍是以铜缆模拟方式传输,终端配机顶盒方式。医院家属等候区域有播放宣教信息需求,这就需要考虑到整个有线网络的结构,机顶盒是无法接收自办节目的。如果需要增加卫星电视系统,一定要在设计前期考虑到卫星接收天线的安装位置及角度,否则就会给后期施工带来很大难度。

3. 安防监控系统

应配置数字监控。主要以收费处、挂号处、出入口、停车场处等人员密集及需要重点监控的区域能实时监测为主。

4. LED 显示系统

主要是为了能清晰播放即时消息或指导人流疏散,一般在大厅、科室等候区域处设置。LED 大屏可进行多台联网控制,联网后便于统一管理显示。

5. 医护对讲系统

主要实现病人与护士的双向语音及报警功能,不同产品功能不同。有的在呼叫面板上可以集成输液报警提示,便于在病人无人陪护或不经意时,液体输完出现回血的现象,充分体现人性化医院的特点。电视伴音系统可以避免在多床位病房间,避免播放电视时对其他病人造成噪音污染。在电视机处增加一套分配主机,将声音分配后采集到设备槽处,病人戴上耳机就可以使用,简单而方便。

医护对讲在手术室应用十分普遍,一般要求每间手术室与护士站能进行双向通话,具体的实施方案有三种:第一种是配专用医护对讲主机,手术室控制面板上设分机,可以实现两点间呼叫及术间群呼功能,但术间不能拨打外线。第二种是配置电话程控交换机,这种方案可以实现手术间直播外线功能,但不能实现群呼功能。第三种是采用触摸屏,电话功能集成在触摸屏内,内外网及群呼功能都可以实现的方式,触摸屏双可实现网络连接不同于常规只有简单功能的控制面板,因此数字化手术室的集成是今后发展的必然方向。实现数字化的手术室后就能将其他弱电功能方便的应用到手术部,如对讲、广播、数字监控等。

6. 示教监控系统

示教信息的采集对后期演示是十分重要的,目前手术室在无影灯处都会配有高清晰的摄像机,手术室内部还会配有全景摄像机,系统结构目前还以模拟方式为主,而在前端进行模数转换,通过网络进行集成的示教监控系统也在开始普及。但施工放线时需要避免强电信号的干扰,接头的压实,否则就会出现图像抖动或有明显波纹闪烁。

7. 排队叫号系统

目前已经广泛使用在各大医院,集成于 HIS 系统里已经是不可缺少的一部分,可通过软件进行挂号人员的自动顺排,避免后来先看病,减少不必要的争吵,更好地提供就医环境。

8. 智能节能

智能节能方式可分为设备节能和管理节能两种,诸如普通灯管改为 T5 灯管、普通路灯改为 LED 灯、空调变频控制等属于设备节能;而智能化设计考虑更多的是管理节能,主要体现在 BA 系统中。主要功能是对建筑物内的给排水、暖通、电气等设备进行监测、控制、管理,以达到节约能源、节省人力、方便操作,提高管理水平。节约能源的途径主要有:冷冻机组的节能群控,空调机组、新风机组的节能控制,风机盘管温(湿)度控制,公共照明定时控制,通排风机定时控制等,一般可节约能源 15% 以上。节省人力主要是通过对分散在大楼不同位置的设备实现自动启停来体现,如对不同楼层空调机与新风机的自动启停、集水井自动排水等。提高管理水平主要包括:对设备的运行状态实时监测,及时发现障碍,及时处理;实时记录运行参数(如设备使用寿命、参数历史运行趋热、设备完好率等),为运行管理、维修管理提供量化数据;各种能耗的计量,控制设备的运行成本等。

第二章

楼宇自控系统

第一节 概 述

智能楼宇自控系统是智能化弱电工程中十分关键的子系统,对于保证设备安全运行、为建筑物提供良好舒适的空气环境和灯光照明、有效降低能源消耗、减少经营管理成本、提高设备运行效率等方面具有重要的意义。BAS是大楼智能化系统设计的重点。

楼宇自控系统的控制任务是将各种先进技术和设备合理地配置、组合、运用,使整个楼宇管理系统发挥最佳的总体优势,达到最佳效益。

楼宇自控系统要求配置采用标准化、模块化和系列化的设计,系统配置应具有通用性强、组态灵活、控制功能完善、数据处理方便、人机界面友好以及安装调试和维修简单化等特点,系统运行互为热备份,做到系统运行可靠、安全、节省能源、节省人力。楼宇自控系统具有以下特点:

(1)节能:一幢高层建筑的控制系统的能量消耗几乎占整个大楼的绝大部分,特别是冷热源机组、空调机组、照明等,如何使这些设备高效运行,是楼宇设备自动控制系统必须考虑的问题。因此,采用最优化的控制模式来满足大楼的功能要求,就会为大楼物业带来很大的经济效益。

(2)节约人力,提高工作效率:作为一幢高层建筑,大楼内机电设备数量和型号众多,并且分布于大楼的各个楼层,采用楼宇设备自动控制系统统一管理这些设备,只需在工作站上就可监控所有设备的运行情况,并且可以通过设定时间让BAS系统自动对设备定时控制。

(3)延长设备寿命:利用BAS系统的软件功能,自动累计各种机电设备的运行时间,在可以利用备用设备的情况下,自动循环使用常用设备和备用设备,这样可以延长它们的使用寿命。

(4)保证舒适的环境。

一、设备自动化控制系统

建筑设备自动化控制系统,不仅是一套控制系统,还是一套完整的机电设备、能源管理系统。它通过统一的监测、信息反馈、控制、管理,使建筑设备在最优化状态下工作,从而提供舒适的工作环境,节省能耗,减少管理人员,提高管理水平和设备的整体安全水平及故障事故的防御能力,实现设备管理工作的自动化。

设备自动化控制系统包括空调监控子系统、给排水监控子系统、照明监控子系统、电梯监控子系统、机电设备监控子系统。机电设备监控内容包括:冷热源系统、新风空调系统、送排风系统、变配电、照明、电梯系统、给排水系统、中水系统、医疗气体监测系统等。

二、能量计量节能系统

中央空调机房智能管理及节能系统应全面采集影响中央空调系统运行的各种变量,传送至系统控制柜,系统控制柜依据模糊推理规则及系统经验数据,推算出系统该时刻所需要的冷量及系统的优化运行参数,并利用变频技术,自动控制水泵转速,以调节空调水系统的循环流量,保证中央空调主机处于最高转换效率,保证中央空调系统在各种负荷条件下,均处于最佳工作状态,从而实现综合优化节能。

能量计量系统可实现智能化高效率管理,该系统采用通讯系统,实现自动远程集抄功能,分别对空调、电、冷热水实现自动计量。以实现对整个建筑的能源自动计量管理控制,节约能源,降低运行成本。

能量计费系统是指由主站通过网络将(冷、热、直饮)水表、电表、(空调、采暖)热能表等多个计量仪表的记录值的信息集中抄读后,对数据进行分析处理,并根据不同的需求生成各种报表和收费单据的系统。

三、医院楼宇自控系统设计理念

医院楼宇自控系统提供舒适、安全、高效、节能的医疗工作环境,是数字化医院建设的重要组成部分。它既是医院信息化的前端,采集和提供数据和信息;也是医院信息化的后端,执行和处理信息化的要求。由于医院建筑的复杂性,医疗环境的技术参数要求的严格性和高可靠性,医院楼宇自控系统设计和施工有自身理念,同普通民用建筑不完全等同,更不能平移搬抄。

1. 医院楼宇自控系统设计和施工理念

(1) 机电一体化的设计理念

医疗建筑内既有普通楼宇设备,又有大量建筑医疗设备,医院楼宇自控系统的设计和施工中应关注这两部分设备,在充分了解工作原理基础上,完善"传感器—执行器—DDC(数字现场控制器)—配电箱"的配置,合理设置监控点,实现"设备—电气—自控"三大系统之间的通讯。

(2) 强电弱电相结合的施工方法

强电设备(设备配电箱)、弱电设备(数字现场控制器)在设计和施工过程中实行同步,注意相互兼容,便于接口通讯互联,这是提高系统开通率,降低系统故障率的有效措施。既能降低工程造价,又能提高工程质量。

(3) 关注医疗专科的个性需求

医院楼宇自控系统既要管理普通楼宇设备,又要管理建筑医疗设备,这是综合医院楼宇自控系统的共性需求。但不同的医院有不同的医疗特色和与特色相适应的各不相同的建筑医疗设备,导致楼宇自控系统各不相同的个性需求的产生。专科医院更加明显,如儿科医院、妇幼保健院、烧伤病院、精神病院,同普通综合医院的个性需求差异较大。一套高端楼宇自控系统,应尽量涵盖各专科建筑医疗设备,为这些设备提供技术支持。这是医院楼宇自控系统的发展方向。

2. 医院楼宇自控系统设计和施工范围

建筑智能化系统的核心是楼宇设备的自动控制系统。医院建筑有自身特色,楼宇设备的自动控制系统应分成两部分——普通楼宇设备和建筑医疗设备。

根据医院管理习惯,消防系统、安保系统、公共广播系统作为一个独立系统,但都向楼宇设备自动控制系统开放接口,采取 BMS 的集成形式。

普通楼宇设备有:

① 变配电系统;② 冷源监控;③ 热源监控;④ 空调压力平衡系统;⑤ 空调净化系统;⑥ 新风系统;⑦ 风机盘管系统;⑧ 送排风系统;⑨ 生活给水系统;⑩ 消防供水系统;⑪ 排水系统;⑫ 热水系统;⑬ 照明系统;⑭ 系统集成。

建筑医疗设备有:

① 医护传呼系统;② 医用气体供应和回收系统;③ 现代手术部;④ 重症监护病房;⑤ 专科特需病房;⑥ 多媒体教学系统。

第二节　空调冷热源系统

一、空调冷源系统

空调冷热源系统的监控对象包括冷水机组、冷媒水泵、膨胀水箱、冷却塔、冷却水泵等组成。

多数医院楼宇自控系统方案中冷水机组采用直接数字控制器的方式采集冷水机组的各种参数,同时程序控制冷水机组及空调水泵的启停,完成各种联动控制,备用设备的转换。

1. 医院冷源工作流程

多数医院的冷、热源设备安装在综合病房楼的地下层。中型医院(500～800 床位)通常在制冷机房内安装 2 台螺杆式冷水机组(如型号 WCFX-417)、方型横流冷却塔机 1～2 台(如型号 HMK11,位于楼顶面)、板式汽水热交换机组(如型号 ALS-M10-KT-2000)、热媒水泵 2 台(如功率 15 kW,变频控制泵)、冷媒水循环泵 2 台(如功率 37 kW)、冷却水循环泵 2 台(如功率 30 kW)、膨胀补水箱 1 个(位于楼顶面)。多数医院冷热源工作流程布局如图 2.1 所示。

2. 冷水机组监控设置

——机组运行状态

——机组故障讯号

——机组冷却水和冷媒水水流状态

——机组冷媒水和冷却水电动阀门控制和状态

——冷水机组启停台数控制

——冷媒水回水温度

——冷媒水供水温度

——冷媒水供水流量

——冷却水供水温度

——冷却水回水温度

——冷媒水回水压力

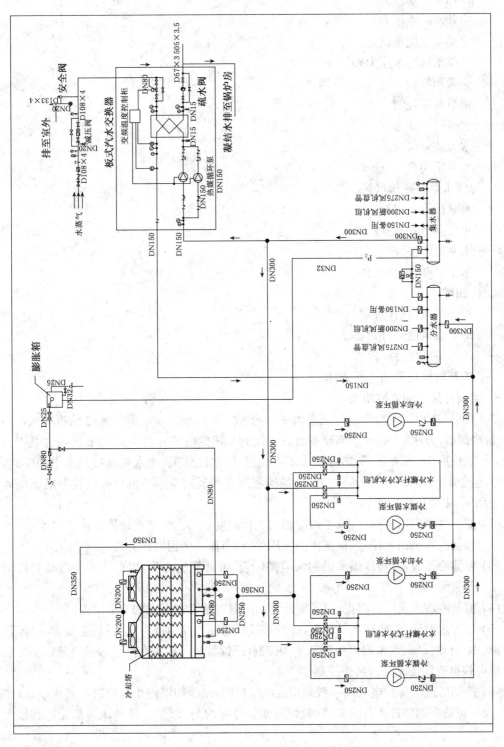

图 2.1　医院冷热源工作流程布局图

——冷媒水供水压力

——冷却水供水压力

——冷却水回水压力

——冷媒水温度再设定

——冷媒水供回水压力差

——旁通阀控制

——水泵开关控制

——水泵运行状态

——水泵故障报警

——水泵手动自动/选择

3. 冷媒水泵及冷却水泵

——水泵启停控制

——水泵运行状态显示

——水泵故障报警

——水泵手动自动/选择

4. 冷却塔

——冷却塔风机启停控制

——冷却塔风机运行状态显示

——冷却塔风机过载报警

——冷却塔风机手动自动选择

5. 空调冷源系统监控功能

如上所述,中型医院冷源系统通常由 2 台冷水机组、2 台冷媒水循环泵、2 台冷却水循环泵、1 台冷却塔、分水器、集水器等设备组成。控制系统的现场元件为冷媒水供回水温度传感器,冷媒水供回水压差传感器,冷媒水供水流量计,水流开关,冷水机组冷媒水电动蝶阀,冷却水电动蝶阀,冷却塔冷却水进口电动蝶阀和压差旁通阀等。冷源设备监控系统框图如图 2.2 所示,主要监控功能如下:

(1) 监测冷媒供回水温度,以了解冷媒的工作温度是否在合理的范围之内。

(2) 监测冷媒供回水压差,根据供回水压差,调节压差旁通阀的开度。

(3) 监测冷媒流量,与冷媒水供回水温差结合,可计算出冷量,以此作为能源消耗计量的依据。

(4) 监测冷却水供回水温度,以了解冷却水的温度是否在合理的范围之内。

(5) 冷媒水循环泵,冷却水循环泵,冷却塔风机监测与控制点为:运行状态反馈、故障状态反馈、手/自动反馈、水泵启停控制和变频控制(反馈数量可根据实际工程量决定),循环泵与风机可根据现场情况进行启停控制。

(6) 冷却塔进水管的电动阀一般采用的电动蝶阀,当冷却塔停止运行时切断水路,以防短路,同时可适当调整进入各冷却塔的水量,使其分配均匀,以保证各冷却塔都能达到最大出力。

(7) 冷水机组冷冻侧与冷却侧的阀门均采用电动蝶阀,当冷水机组停止运行时切断水路以防水流短路。

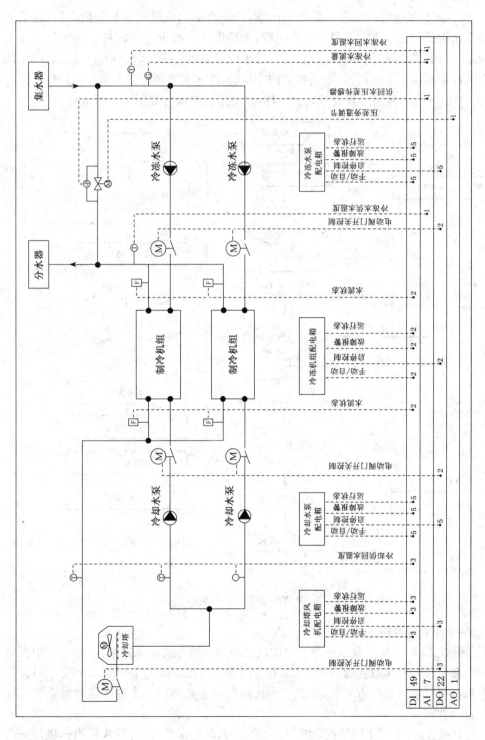

图 2.2　冷源设备监控系统框图

（8）膨胀水箱液位监测：根据监测水箱液位传感器，水位超限进行故障报警，使膨胀水箱水位维持在允许范围内。

（9）群控功能：根据冷媒供回水温度与流量，计算出空调系统的实际负荷，将计算结果与当时冷水机组投运台数下的总供冷量作比较，若理论总供冷量与空调系统的实际负荷大于一台冷水机组的供冷量时，则发出停止一台冷水机组的运行提示，管理人员确认后停止该机组运行。冷水机组停止运行后，则其相应的冷却塔、冷冻水泵和冷却水泵停止运行。

（10）启动程序：为确保冷源设备安全工作，启动过程应执行如图2.3所示程序。

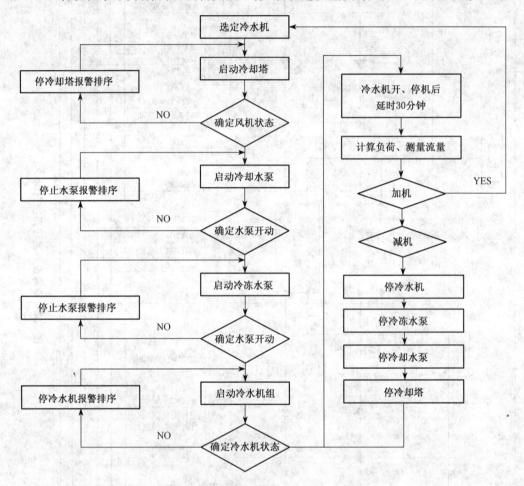

图 2.3　冷源设备开机程序框图

6. 医院冷源系统监控方式

（1）通讯方式：冷水机组基本都带有以微机处理器为核心的单元控制器，图2.3中按单元控制器与楼宇自控系统直接通讯的方案，不占用楼宇自控系统的I/O点。但要求单元控制器具有标准接口和对第三方开放，这点在建设过程中务必明确。多数医院热源系统监控系统采用这一方式。

（2）点对点方式：根据不同情况，也可以由第三方（弱电集成方）对冷水机组提供监测的点，控制系统I/O口同监测点实行点对点方式相联进行监测和控制的方案。应根据现场情况确定。尽量避免采用"点对点"这一方式。

二、空调热源系统

1. 医院空调热源系统构成

中型医院热源设备多数采用板式汽水热交换机组(如型号 ALS-M10-KT-2000),热媒水泵 2 台,单台功率 15 kW,变频控制。

蒸汽侧压力为 0.6 MPa,热水侧供回水温度为 60/50℃。

换热器的出水温度设定为恒温系统,根据换热器出水温度,调节一次侧蒸汽量,保证二次侧供水温度恒定。并对热水循环泵实现运行状态检测和运行故障报警。

为了达到较好的节能效果,在冬季检测室外温度和室内温度,进行比较,变频调节热水泵。热源设备监控原理如图 2.4 所示。

2. 医院空调冷热源系统监控总图

空调热源系统同空调冷源系统共同组成空调冷热源系统,承担全年空调的冷热媒体的供应。中型医院冷热设备监控系统如图 2.5 所示。

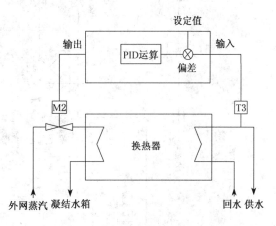

图 2.4 热源设备监控原理图

3. 医院热源系统现场配电箱

热源现场配电箱由温度控制 DDC、变频器、动力供电三部分组成。DDC 承担温度检测,PID运算,输出数据控制蒸汽电动阀的开启度,调节蒸汽流量,达到控制出水的温度。动力供电为热水循环泵、蒸汽电动阀提供电源。

图 2.6 由顺风 TC-1 型的温度控制器作为 DDC 所构成的热源现场配电箱,内部连线亦如图所示。

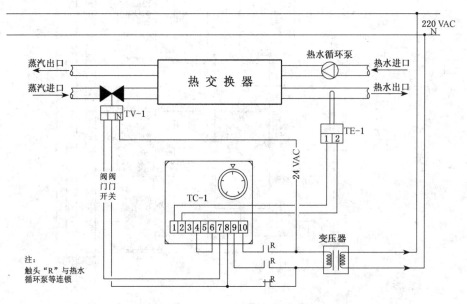

图 2.6 热源现场配电箱

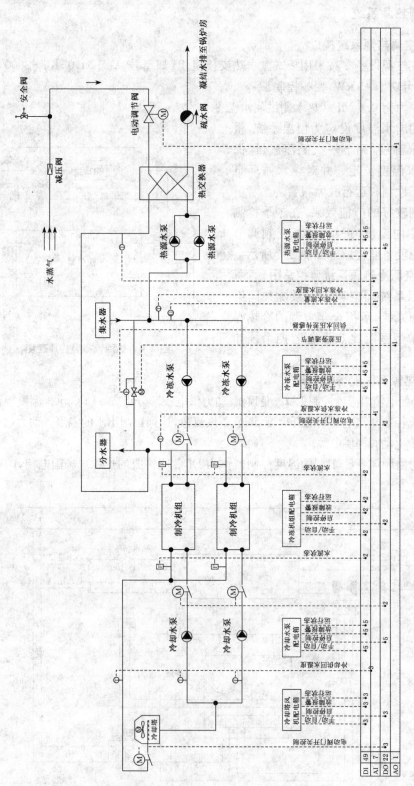

图 2.5 冷热源设备监控系统总图

热交换器温度控制系统是由比例积分温度控制器 TC-1、水管温度传感器 TE-1 和电动调节阀 TV-1 组成。控制器 TC-1 的作用是把传感器 TE-1 所检测的温度跟控制器设定的温度相比较,并根据比较结果经过比例、积分计算,对电动阀 TV-1 进行控制,从而使热交换器出水温度保持在所需要的温度范围内。所用器件名称、型号见表 2.1。

表 2.1 热交换器温控系统组成

代码	名称	型号
TE-1	水管式温度传感器	SF9104 系列
TC-1	比例积分电子温控器	SF-8803 系列
TV-1	电动调节阀	SFV-3300 系列

电动调节阀应与热水循环泵联动,当水泵电源切断同时关闭电动调节阀 TV-1。

4. 管路压力平衡系统

中央空调系统总供水管和总回水管相互间压差恒定,是系统安全工作重要条件之一。总供水管和总回水管压力平衡监控设备结构如图 2.7 所示。其工作原理如下:

压差旁通控制系统是由压差控制器 PC-1 和电动调节阀 TV-1 组成。控制器 PC-1 的作用是检测供水压力和回水压力的差值与设定值进行比较,并根据比较结果对电动阀 TV-1 进行开启度控制,从而恒定供水和回水之间的压差。

采用顺风 PC-1 压力控制器和 TV-1 电动调节阀构成压差平衡系统,并同全院楼宇监控中心通讯,对压差和阀门状态实现集中监视。

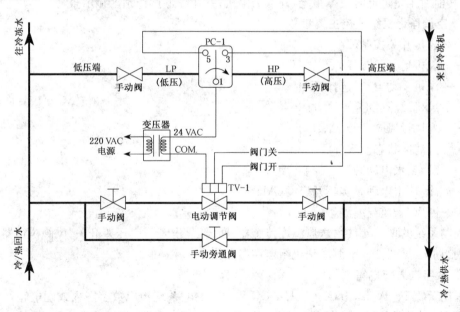

图 2.7 压力平衡监控结构图

三、空调净化系统

手术部及重症监护病房的空调系统,既要调节空气的温度、湿度,又要除尘除菌,以保证空气洁净度,所以称之为空调净化系统。

1. 空调净化调控过程

（1）回风温度自动控制：冬季时，根据传感器实测的回风温度值自动对热水阀开度进行PID运算控制，保证空调机组回风温度达到设定温度的要求；反之，夏季根据传感器实测的回风温度值自动对冷水阀开度进行PID运算控制，通过调节水阀的开度，使回风温度达到用户的设定值；在过渡季节则根据室外送入新风的温度自动计算焓值，并与室内回风的焓值进行PID运算，其结果将自动控制新风阀、回风阀、排风阀的开度，以达到自动调节混风比的作用，见图2.8空气调节逻辑图。

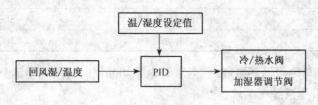

图2.8 空气调节逻辑图

（2）过滤网堵塞报警：空气过滤器两端压差过大时报警，并在图形操作站上显示及打印报警，并指出报警时间。

（3）空调机组启停控制：根据事先设定的工作时间表及节假日休息时间表，定时启停空调机组，自动统计空调机组运行的时间，提示定时对空调机组进行维护保养。

（4）联锁保护控制：风机停止后，新回排风风门、电动调节阀、电磁阀自动关闭；风机启动后，其前后压差过低时故障报警，并联锁停机；并在图形操作站上显示报警。

2. 空调净化机组监控主要参数

——风机开关控制（DO）

——风机运行状态（DI）

——风机手动自动/选择（DI）

——风机故障（DI）

——变风量风阀控制（AO）

——过滤网状态监视（DI）

——冷/热水电动阀调节控制（AO）

——冷/热水电动阀实际开启度（AI）

——回风/新风温度测量（AI）

控制系统的现场元件由送风温度传感器、回风温度传感器、压差开关、风阀执行器、电动调节阀组成。见图2.9空调净化机组监控布点图。

3. 数字嵌入配电箱

采用TC-1、TC-2、TC-3三只DDC和动力供电系统构成数字嵌入式配电箱，如风机需变频调速，则配电箱内再嵌入变频器，见图2.10。器件名称、规格见表2.2。

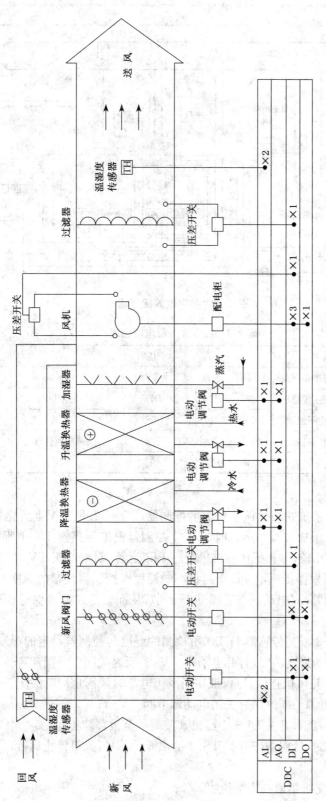

图 2.9　空调净化机组监控布点图

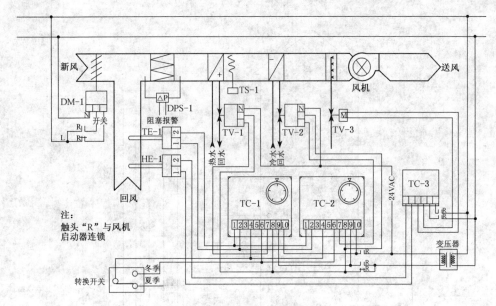

图 2.10 数字嵌入配电箱

表 2.2 数字嵌入配电箱组成

代码	名称	型号	代码	名称	型号
TE-1	风管式温度传感器	SF9104 系列	TV-3	电动阀	SFV-3300 系列
HE-1	风管式湿度传感器	SF8105 系列	DPS-1	压差开关	SF-6021 系列
TC-1/2	比例积分电子温控器	SF-8803 系列	TS-1	低温防冻开关	SF-7104 系列
TC-3	湿度控制器	SF-8104 系列	DM-1	风阀执行器	SF-6005 系列
TV-1/2	电动调节阀	SFV-3300 系列			

（1）工作原理

空气机温度控制系统式由比例积分温度控制器 TC-1/2、风管温度传感器 HE-1 和电动调节阀 TV-1/2/3 组成。夏季运行时,TC-1 控制器根据传感器 TE-1 所检测的温度跟控制器设定的温度相比较,并根据比较结果经过 PID 运算,对电动阀 TV-1 进行调节,冬季运行时,TC-2 控制器根据传感器 TE-1 所检测的温度跟控制器设定的温度相比较,并根据比较结果经过 PID 运算,对电动阀 TV-2 进行调节,从而使送风温度保持在所需要的温度范围内。

湿度控制器 TC-3 根据传感器 HE-1 所检测的湿度与控制器设定的湿度相比较,当实际的湿度值小于设定的湿度值时,打开电动阀 TV-3,反之关闭电动阀 TV-3。

电动风阀 DM-1 与风机连锁,以保证切断风机电源时风阀也同时关闭。电动调节阀也与风机联动,当风机电源切断时同时关闭电动调节阀 TV-1。

当过滤网堵塞时,压差开关 DPS-1 给出开关信号至报警装置。

当盘管温度过低时,低温防冻开关 TS-1 给出开关信号,风机停止运行,关闭新风阀,防止盘管冻裂。

（2）医院空调净化机组监控方案说明

空调净化机组主要用于手术室、重症病房、消毒供应中心等洁净环境,承担空气调节和除尘除菌的任务,采用手术室(或病房)的控制面板和数字嵌入式配电箱通讯,达到远程监控的目的,一般它不纳入大楼的 BA 系统。

第三节 送风排风系统

一、新风系统

1. 新风要求

医院病房楼共安装了多台新风机组,向病房、办公室、住院大厅提供新风,其新风设计要求可参考表 2.3。

表 2.3 新风系统设计要求

房间类型	室内温度(℃)		相对湿度(%)		新风量(m³/h)	噪声指标(dB(A))
	夏季	冬季	夏季	冬季		
病房	26	20	55~65	—	30	45
住院大厅	27	18	55~65	—	20	50
办公室	26	20	55~65	—	30	45

2. 新风机组监控主要参数
——风机开关控制(DO)
——风机运行状态(DI)
——风机手动自动/选择(DI)
——风机故障(DI)
——定风量风阀控制(DO)
——过滤网状态监视(DI)
——冷/热水电动阀调节控制(AO)
——冷/热水电动阀实际开启度(AI)
——送风/新风温度测量(AI)

3. 监控原理
控制系统的现场元件由送风温度传感器、压差开关、风阀执行器、电动调节阀组成。新风机组监控结构如图 2.11,新风机组监控布点如图 2.12 所示,器件名称、规格见表 2.4。

(1)送风温度自动控制:冬季时,根据传感器实测的温度值自动对热水阀进行 PID 运算控制,保证新风机送风温度达到设定温度的要求;反之,夏季根据传感器实测的温度值自动对冷水阀开度进行 PID 运算控制。通过调节水阀的开度,使送风温度达到用户的设定值。

(2)过滤网堵塞报警:空气过滤器两端压差过大时报警,并在图形操作站上显示及打印报警,并指出报警时间。

(3)新风机启停控制:根据事先设定的工作时间及节假日休息时间表,定时启停新风机,自动统计新风机运行时间,提示定时对新风机进行维护保养。

(4)连锁保护控制:风机停止,新风风门、电动调节阀、电磁阀自动关闭;风机启动后,其前后压差过低时故障报警,并联锁停机。

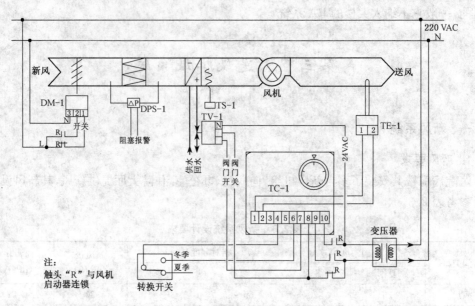

图 2.11　新风机组监控结构图

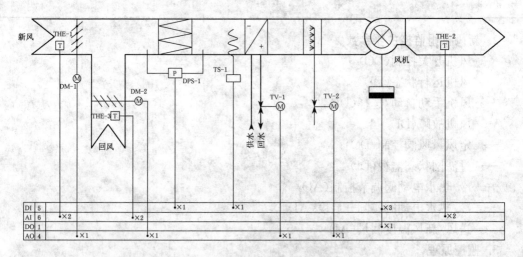

图 2.12　新风机组监控布点图

表 2.4　新风机组监控系统组成

代码	名称	型号	代码	名称	型号
TE-1	风管式温度传感器	SF9104 系列	DPS-1	压差开关	SF-6021 系列
TC-1	比例积分电子温控器	SF-8803 系列	TS-1	低温防冻开关	SF-7104 系列
TV-1	电动调节阀	SFV-3300 系列	DM-1	风阀执行器	SF-6005 系列

4. 节能运行方式

(1) 间歇运行:使设备合理间歇启停,但不影响环境舒适程度。

（2）最佳启动：根据建筑物人员使用情况，预先开启空调设备，晚间之后，不启动空调设备。

（3）最佳关机：根据建筑物人员下班情况，提前停止空调设备。

（4）调整设定值：根据室外空气温度对设定值进行调整，减少空调设备能量消耗。

（5）夜间风：在凉爽季节，用夜间新风充满建筑物，以节约空调能量。

图2.13为空调新风机组操作图形界面，在该界面上可以查看该台空调机组的详细运行参数；当该空调新风机组处于自动状态时，可远程启停该空调机组；可修改设定参数，如回风温度设定值、风机供电频率设定值、冷热水调节阀开启度设定值等。

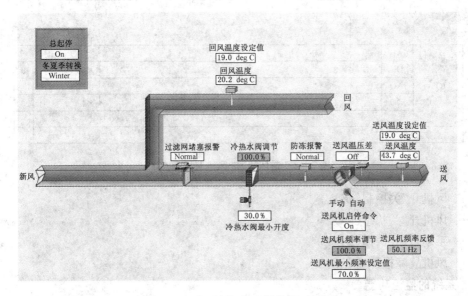

图2.13 空调新风机组操作图形界面

二、排风系统

1. 送排风的要求

医院病房楼安装的多台送风机（不包括电梯送风机）与排风机，均应纳入建筑智能化系统进行管理。消防系统中的排烟风机、正压送风机、消防水泵、喷淋水泵、消防阀门等各类消防设备不纳入建筑智能化系统，由消防系统控制管理，以保证其独立性。表2.5列出了医院主要非医疗区域每小时送风量、排风量的参考值，选择风机容量时可供参考。

表2.5 主要区域通风每小时换气次数

区域	送风量	排风量	区域	送风量	排风量
公共卫生间		10次/h	汽车库	4次/h	6次/h
水泵房	4次/h	5次/h	变配电	8次/h	10次/h
污物间		10次/h	制冷机房	4次/h	5次/h

送风机、排风机监控布点如图2.14所示。

设备主要监控点如下：

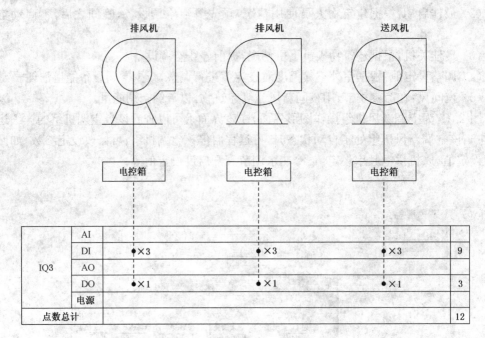

图 2.14　送风机、排风机监控布点图

——风机开/关控制(DO)

——风机开/关状态(DI)

——手动自动/选择(DI)

——风机故障报警(DI)

2. 系统的监控功能

(1) 时间程序自动启/停送/排风机、排烟二用风机、排烟二用双速风机具有任意周期的实时时间控制功能。

(2) 监测送/排风机、排烟二用风机、排烟二用双速风机的运行状态、故障信号、手动自动/选择,并累计运行时间。

(3) 监测正压风机、排烟风机、高温排烟风机的运行状态、故障信号。

(4) 排烟风机与消防信号连锁,火灾信号确认后,将开启排烟风机。

(5) 在地下层设置 CO_2(二氧化碳)浓度传感器,通过监测 CO_2 浓度启停送/排风机,并相应开启新风门,可达到有效节能保证空气质量。

(6) 中央站彩色图形显示,记录各种参数,包括状态、启停时间、累计运行时间及其历史数据等。

3. 风机配电箱

送风机、排风机的现场配电箱应设置手动/自动两档。置于手动挡时,监控中心可监视风机的手动/自动的状态、启/停状态、故障状态。置于自动挡时,监控中心还可控制风机的启动和停止。风机电控箱电气原理图如图 2.15 所示。

风机数量多,位置分散,是重要的楼宇设备,应纳入楼宇自控系统,接受监控中心的监视和控制,因此风机配电箱必须按上文要求配置,以便同 BA 系统中的 DDC 通信对接。

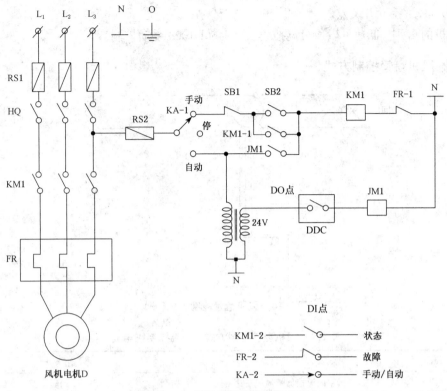

图 2.15　风机电控箱电气原理图

第四节　风机盘管系统

一、医院风机盘管布局

医院病房大楼安装了大量的风机盘管设备,它是重要的末端空调设备。风机盘管是通过温度传感器采集信号与温度设定值进行运算比较,控制冷水阀、加热阀与风机的高、中、低速来实现温度控制需求,不需要对控制器实行制冷/制热转换。为了满足医疗环境的特殊要求,医用风机盘管内还配置高压静电除尘器或低阻的过滤器,以提高送风的空气洁净度。

风机盘管末端恒温控制有三种方式,普通病房、办公室可采用方式(一),见图 2.16,器件名称、规格见表 2.6;特需病房应采用方式(二),见图 2.17,器件名称、规格见表 2.7;重症监护病房、手术部应采用方式(三),见图 2.18,器件名称、规格见表 2.8。

采集点类型有:

(1) 房间温度,即传感器的采集温度。

(2) 温度设定,即控制器送出的设定温度信号。

(3) 风速反馈。

(4) 冷水阀反馈。

(5) 加热阀反馈。

(6) 自动/手动开关点。

风机的高、中、低速可以通过温控模块 T7460D1005 手动控制。

二、风机盘管控制方式(一)

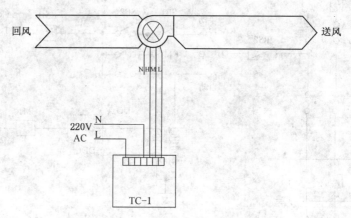

图 2.16 风机盘管控制方式(一)

表 2.6 风机盘管控制方式(一)温控系统组成

代码	名称	型号
TC-1	室内温控器带风机三速开关	SFW-系列温控器

工作原理:

风机盘管风机温度控制系统由温度控制器 TC-1 组成。控制器 TC-1 的作用是检测室内的温度并与控制器设定的温度相比较,根据比较结果对风机盘管的风机进行通、断控制,从而保持房间的温度在所需要的范围。

TC-1 具有模式转换功能。夏季制冷时,置于制冷模式;冬季制热时,置于制热模式。

TC-1 具有风速设定功能,有"高、中、低"三档风速,用以调节风机转速。

TC-1 通过检测室内温度,并与设定的温度比较,当室内需要冷风或热风时,控制器打开风机,向室内供冷或供热。

三、风机盘管控制方式(二)

表 2.7 风机盘管控制方式(二)温控系统组成

代码	名称	型号
TC-1	室内温控器带风机三速开关	SFW-系列温控器
TV-1	电动阀	SFD1 系列

风机盘管二管制温度控制系统是由温度控制器 TC-1、电动阀 TV-1 组成。控制器 TC-1的作用是检测室内的温度并与控制器设定的温度相比较,并根据比较结果对电动阀 TV-1进行通、断控制,从而保持房间的温度所需要的范围。

TC-1 具有模式转换功能。夏季制冷时,置于制冷模式;冬季制热时,置于制热模式。

TC-1 具有风速设定功能,有"高、中、低"三档风速,用以调节风机转速。

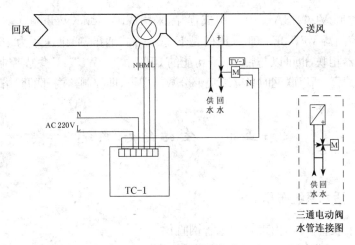

图 2.17　风机盘管控制方式(二)

TC-1 通过检测室内温度,并与设定的温度比较,当室内需要冷风或热风时,控制器打开风机,向室内供冷或供热。

四、风机盘管控制方式(三)

方式(三)是四管制温度控制系统,用于重要的空调环境。

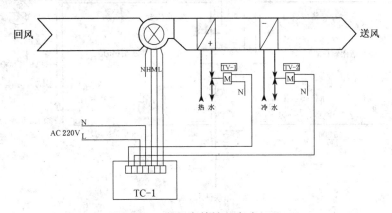

图 2.18　风机盘管控制方式(三)

表 2.8　风机盘管控制方式(三)温控系统组成

代码	名称	型号
TC-1	室内温控器带风机三速开关	SFW-系列温控器
TV-1	电动阀	SFD1 系列
TV-2	电动阀	SFD1 系列

五、医院风机盘管联网控制管理

医院普通病房风机盘管由现场直接管理,重症监病房和特需病房的风机盘管则应由护士站集中管理,实行联网控制管理。

系统采用联网型控制系统,由盘管联网控制器 W7752E2004、温控模块 T7460D1005 以及相关电动二通阀 VC6013AJC1000 组成,产品采用德国 Honeywell 品牌。

盘管联网控制器 W7752E2004 采用的是 E 总线方式通讯,通讯速率为 76 800bit,可以与 XL10 区域管理器相联,也可以与带 LON 功能的 CPU 相联,W7752E 集成控制器为标准化模块,不需要另外编程,所以联网时只需采集部分数据即可,即控制器内部的网络变量。

第五节 生活给水系统

一、医院生活水系统布局

1~2 层为市政直供区,由市政给水管网直供。

3 层以上为加压供水区,由变频加压设备加压供给,5 层及以下各层支管减压、加压设备及生活水箱设于地下室内水泵房,500~800 床位的中型医院,其有效容积应大于 90 m³,为方便使用,一般分为 2 个水箱,由市政供水。可用变频加压水泵,设置"生活变频泵控制柜"控制,调整变频水泵工作台数,调节工作水泵转速,以保证系统的压力稳定,并降低供水能耗。

中型医院变频压力供水系统布局如图 2.19 所示。

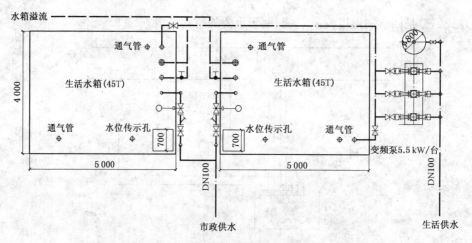

图 2.19 医院变频供水布局图

二、给水系统监控内容

1. 设备监控点

——生活水泵开/关控制(DO)

——生活水泵运行状态(DI)

——生活水泵手动/自动状态(DI)

——生活水泵故障报警(DI)

——生活水泵变频转速设定(AO)

——生活水泵变频转速(AI)

——生活水池高、低水位报警(DI)

图 2.20 所示为医院变频供水监控布点图。

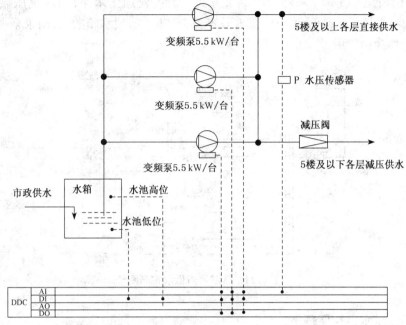

图 2.20　医院变频供水监控布点图

2. 给水系统监控功能

（1）监测水泵的运行状态、故障报警、手/自动转换状态，并记录运行时间。

（2）水泵启停及转速控制。生活供水压力下降时，水泵启动，转速提升；生活供水压力上升，水泵转速下降；生活供水压力提升到上限时，水泵停止工作。

（3）工作水泵发生故障时，备用泵自动投入运行，并互为备用水泵实现轮换工作。

（4）在图形操作站上具有水流状态显示。

（5）水箱高低液位显示及报警。水池水位显示及高、低水位、超高、溢流报警等。

三、医院给水系统建设中注意事项

医院给水系统管理应纳入建筑智能化系统（即楼宇自控 BA 系统），接受监控中心的监视和控制。

"生活变频泵控制柜"与楼宇自控系统采取直接通讯的方案，不占用楼宇自控系 I/O 点。但要求"生活变频泵控制柜"采用功能标准接口和对第三方开放，这点甲方务必向供方提出明确的通讯要求。

第六节　消防供水系统

一、医院消防压力供水布局

中型医院病房楼地下层通常安装消火栓水泵 2 台（30 kW/台），喷淋水泵 2 台

(45 kW/台),由消防水系统控制管理。火灾扑灭初期,消防用水由屋顶消防水箱供给。消防水箱容积不低于 18 m³,采用压力供水方式。消火栓加压水泵两台,气压罐有效容积 300 L。自动喷淋加压水泵两台,气压罐有效容积 150 L。屋顶水箱贮水,用水泵送入气压水箱,加压后,作为消防用水,如图 2.21 所示。

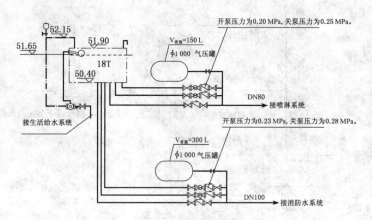

图 2.21　医院消防供水布局图

二、压力供水监控原理

压力供水方式是用气压水箱代替高位水箱,来提高供水压力,气压水箱可以设置在地下层,城市管网供水,经水泵送入气压水箱,由空压机给水加压后送往高层,作为生活用水。监控系统如图 2.22 所示。

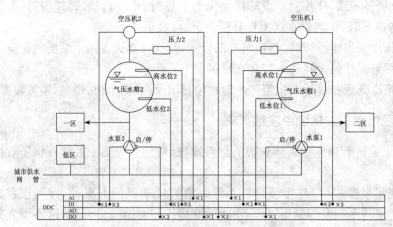

图 2.22　压力供水监控系统图

三、消防供水监控内容

——喷淋水泵/消火栓泵运行状态(DI)
——喷淋水泵/消火栓泵故障报警(DI)
消防水系统实现的监控功能:
监测喷淋泵/消火栓泵运行状态、故障报警、并记录运行时间。

记录上述给排水设备的运行情况,生成趋势图,并打印报表。系统通过彩色三维图形显示不同设备的状态和报警,显示每个参数的值,通过鼠标任意修改设定值,以求达到最佳工况。同时累计水泵及其他给排水设备的运行时间。

四、医院消防监控方式

对屋顶消防水箱和消防水泵实行监控,应纳入建筑智能化系统(即楼宇自控 BA 系统),接受监控中心的监视和控制。地下层消火栓水泵 2 台,喷淋水泵由消防水系统控制管理,可不纳入 BA 系统,以提高系统的可靠性。

第七节 排 水 系 统

一、医院排水系统布局

医院病房大楼地下层有集水井,并配置排污水泵。排水系统监控点如图 2.23 所示,其内容为:
——地下集水井超高、超低液位报警(DI)
——排/污水泵开/关控制(DO),运行状态(DI)
——手动/自动状态及故障报警(DI)

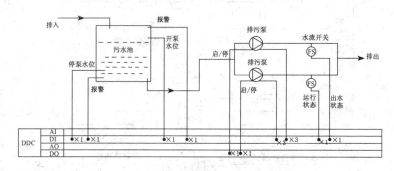

图 2.23 排水监控布点图

二、排水系统的监控功能

(1)监测潜水泵运行状态、故障报警、手/自动转换状态,并记录运行时间。
(2)污水泵启停控制。集水井超高液位报警,高液位时,启动水泵;集水井低液位时停止水泵。

三、医院排污监控方式

因地下层集水井、排污泵数量多,长年工作,故障率高,污水超高溢流,影响大楼管理。排污系统应纳入建筑智能化系统(即楼宇自控 BA 系统),接受监控中心的监视和控制。现场配电箱必须具备监控的通讯功能。

第八节 热水系统

一、热水系统设备布局

病房卫生间及沐浴间通常采用上行下给循环集中热水系统,由锅炉制备的高温蒸气作热源,变频加压设备提供的生活用水,经分水缸进入汽热交换器,加热后,借助生活用水的压力供应给各用水点。热水循环泵定时开启(也可按热水的供水和回水的温差设定启停的条件),推动热水循环,保证系统内水温均衡,避免管道内水温下降,造成用水量的浪费。医院热水系统设备布局及监控点设置,见图 2.24 热水系统监控框图。从图中可知,为保证供水点压力一致,供水管道采用同层布局方式。送回水温度、循环水泵、电动调节阀都纳入了监控范围。

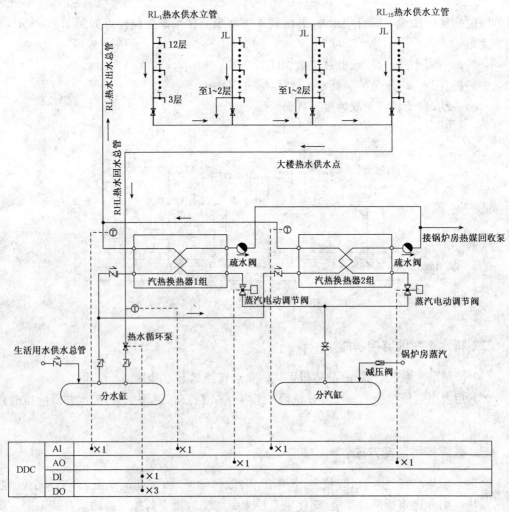

图 2.24 热水系统监控图

监控主要内容如下：

——供水温度—供水压力

——供水流量

——回水温度

——蒸汽阀门开启度控制

——热水循环泵启停控制

二、医院热水系统管理方式

生活热水供应系统是综合病房大楼内的重要的生活设施,也是必备的医疗设施。热水供应必须准时,水温稳定,严防烫伤人。生活热水供应系统必须具备完善的电气控制系统。

医院热水系统管理应采用嵌入式数字配电箱现场控制,并和监控中心通讯。热水系统系统应纳入楼宇自控系统(即 BA 系统),接受监控中心的监视和控制。现场配电箱必须具备监控的通讯功能。

第九节　医院空调系统设计参数

医院空调系统的设计参数主要是指空气温度、相对湿度、通风量以及室内空气品质。医院各室功能差异很大,所要求的室内设计参数也不同。为了防止污染、降低室内细菌和尘埃浓度,还对室内新风量、换气次数、室内外压差以及末端空气过滤等有一定要求。下面将分别介绍医院中央空调设计参数要求。

医院最重要的对象是患者,不同患者对室内空气环境要求不同。最适宜的空气温、湿度和洁净度能使患者的代谢趋于正常,有利于疾病痊愈,这对生理调节功能下降的患者尤为重要。对于现代化医院来说,空调所创造的适宜室内温、湿度以及洁净度已成为一种重要的技术保障,如表 2.9 所示。

表 2.9　医院洁净度、通风、空调参数表

功能区		清净等级					通风设计参数						空调设计参数			
		I级	II级	III级	IV级	常规	最小新风换气次数	最小过滤循环次数	空气正压	空气负压	空气常压	直接室外排风	完全回风循环	夏季风(℃)	冬季风(℃)	湿度(%)
门诊与急诊	手术用内窥镜室			√			5	25	√			任意	N	24～26	22～24	45～60
	分娩室				√		5	25	√			任意	N	24～26	23～25	
	复苏室				√		2	6			√	任意	N	24～26	23～25	
	重症监护				√		2	6			√	任意	N	24～26	23～25	
	新生儿监护				√		2	6			√	任意	N	24～26	25～27	
	处置室					√	任意	6			√	任意	任意	24～26	21～22	

续　表

功能区		Ⅰ级	Ⅱ级	Ⅲ级	Ⅳ级	常规	最小新风换气次数	最小过滤循环次数	空气正压	空气负压	空气常压	直接室外排风	完全回风循环	夏季风(℃)	冬季风(℃)	湿度(%)
门诊与急诊	护理室				√		5	12	√			任意	N	24~26	20~22	
	外伤治疗室(紧)				√		3	15	√			任意	N	24~26	22~24	
	外伤治疗室(常)				√		2	6				任意	N	23~26	22~24	
	气体储存				√		任意	8		√		Y	任意	24~26	20~24	
	内窥镜检查			√			2	6		√		任意	N	26~27	22~24	
	支气管镜检查			√			2	12		√		Y	N	26~27	22~24	
	等候室				√		2	12		√		Y	任意	26~27	21~22	
	治疗方法优选室				√		2	12		√		Y	N	26~27	20~22	
	放射线治疗候诊				√		2	12		√		Y	N	26~27	22~24	
护理部	病房				√		2	6			√	任意	任意	26~27	21~22	40~60
	盥洗房				√		任意	10			√	Y	N	26~27	22~24	
	新生婴儿护理站				√		2	6			√	任意	N	<30	>15	
	环境保护室			√			2	12			√	任意	N	26~27	22~24	
	空气感染接待室			√			2	12	√	√		Y	N	26~27	22~24	
	隔离室接待				√		2	10		√		Y	N	26~27	22~24	
	公共走廊				√		2	2			√	任意	任意	26~27	22~24	
	患者走廊				√		2	4			√	任意	任意	26~27	22~24	
洁净手术部	特别洁净手术室	√					6	—	√			任意	N	20~25	20~25	40~60
	标准洁净手术室		√				6	30~36	√			任意	N	20~25	20~25	40~60
	一般洁净手术室			√			4	20~24	√			任意	N	20~25	20~25	35~60
	准洁净手术室				√		4	12~15	√			任意	N	20~25	20~25	35~60
	体外循环灌注准备室				√		3	17~20	√			任意	N	22~25	22~25	≤60
	无菌敷料、器械一次性物品室				√		3	10~13	√			Y	N	21~27	21~27	≤60
	精密仪器存放室				√		3	10~13	√			Y	N	21~27	21~27	≤60
	后置处理室				√			10~13				任意	N	21~27	21~27	≤60
	护士站				√		3	10~13				任意	N	21~27	21~27	≤60
	准备间(消毒处理)				√		3	10~13				任意	N	21~27	21~27	≤60
	预麻醉室				√		4	10~13	√	√		任意	N	21~27	21~27	30~60
	刷手间				√		3	10~13	√			任意	N	21~27	21~27	≤60
	洁净走廊				√		3	8~10	√			Y	N	21~27	21~27	≤60
	更衣间				√		3	8~10	√			任意	N	21~27	21~27	30~60
	恢复室				√		4	8~10	√			任意	N	21~27	21~27	30~60

续　表

功能区	清净等级					通风设计参数						空调设计参数			
	I级	II级	III级	IV级	常规	最小新风换气次数	最小过滤循环次数	空气正压	空气负压	空气常压	直接室外排风	完全回风循环	夏季风(℃)	冬季风(℃)	湿度(%)
清洁走廊				✓		3	8~10	✓			Y	N	21~27	21~27	≤60
其他用房（一次更衣）						3	12	✓			任意	任意	21~27	21~27	≤60
放射医学X光（诊治）			✓			2	6	✓			✓	任意	26~27	20~22	40~60
X光（急诊导管插入）			✓			3	15	✓			任意	N	26~27	20~22	
暗房			✓			2	6				任意		26~27	20~22	
普通实验室			✓		✓	2	6		✓		Y	N	26~27	20~22	
细菌学实验室	✓												24~26	20~22	
生物化学实验室	✓					2	6	✓			Y	N	24~26	20~22	
细胞学实验室		✓				2	6				任意		24~26	20~22	
组织学实验室		✓				2	6		✓		Y	N	24~26	20~22	
微生物实验室		✓				任意							24~26	20~22	
核医学实验室		✓				2	6		✓		Y	N	24~26	20~22	
病理学实验室		✓				2	6				Y	N	24~26	20~22	
血清实验室	✓					2	6	✓			Y	N	24~26	20~22	
消毒实验室		✓				任意	10				Y	N	24~26	20~22	
媒介传递实验室		✓				2	6				Y	N	24~26	20~22	
解剖室	✓					2	12				Y	N	24~26	20~22	
无冷却的尸体储藏				✓		任意	10				Y	N	—	—	
药房			✓			2	4	✓			任意	任意	25~26	20~22	
接待				✓		2	6	✓			Y	任意	26~27	20~22	

附属用房

第十节　医院变配电系统

一、医院供电布局

1. 医院供电布局特点

（1）医院供电必须具有防断电措施

医院供电系统应具有双路供电自动切换的功能，并备有发电机组以防意外，重要场所配置 UPS 不间断电源。不同功能区的供电线路要分开，以免相互影响。

（2）医院供电必须具有防漏电措施

医用配电不同于一般的民用建筑的配电,在医疗环境微小的漏电电流,都会酿成严重的医疗事故。为此医院最安全的供电方式有三相五线制、不接地配电方式。

（3）医院供电系统必须实行双路供电

医院供电系统应具有自动切换的功能,核心工作区还可备有发电机组,以防双路供电系统发生意外。手术设备、急救设备配置 EPS 电源,信息设备配置 UPS 不间断电源。以保证供电线路冗余和容错能力。

医院配电系有自身的要求,在不同功能区域应采用不同的制式供电。

2. 医院供电方式

（1）医疗工作区应采用三相五线制供电（TN-S 系统）

三相五线制系统（TN-S 系统）,又称保护接地系统,国际电工委员会 IEC 的编号为 TN-S,见图 2.25。这种供电方式是把三相供电的零线 N 接地,与仪器设备外壳相连的保护地 PE 也接地,零线 N 和保护地 PE 可以连接在同一地线上,或将保护地线 PE 单独接地,视工作环境要求而定。电源变压器输出三相,加上零线 N 和保护接地线 PE 共五条线从配电柜输出,故称三相五线制。

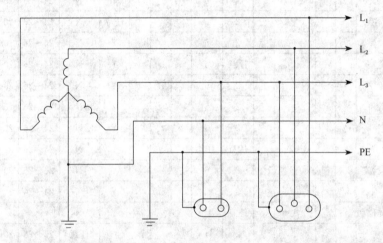

图 2.25　三相五线制（TN-S）系统

三相五线制（TN-S）系统优点如下:

① 由于零线 N 和保护接地 PE 分开,保护地线在正常工作中无电流流过,因此在 PE 线上无电压降,即仪器外壳无电压,三相用电的不平衡,或零线断路,保护接地 PE 功能不受影响。

② 减少 50 Hz 共模干扰。

③ 在电源线绝缘损坏造成仪器外壳带电的情况下,保护接地线 PE 把故障电流安全导入大地,可避免发生触电危险。

这种配电方式具有可靠的保护功能,是医用最佳配电方式。在病房、产房、医学图像检查室、生物电检查室,都应采用这种配电方式,不同的环境对保护接地线 PE 可提出不同的要求。

目前很多医院采用 TN-C-S 供电系统,这是将三相四线制 TN-C 与三相五线制 TN-S

两个系统相结合的一种配电方式。在这种方式中,零线 N 和保护地线 PE 一部分公用,一部分是分开的。即在每个房间中的零线 N 和保护地线 PE 是分开铺设的,到配电柜中零线和保护接地线 PE 接在一个公共点上,此公共点既与电源的零线相接,又与预埋接地线或楼体的结构钢筋相接。该系统实质上仍存在 TN-C 系统的缺点,在一些重要医疗环境,特别是手术环境,大型医疗设备工作环境,TN-C-S 供电系统不宜采用。但由于施工的投资减少,目前很多医院仍采用这种配线方式,在门诊室、候诊室、按摩室、办公室使用 TN-C-S 供电系统是安全可靠的。

（2）后勤管理区可采用三相四线制供电（TN-C 系统）

电源功能接地线 N（即中线）,同时又作安全保护地线 PE,在正常情况下,当电源线（相线）绝缘损坏,壳体带电时,电源通过零线 N 回路,不会产生触电危险。见图 2.26。

三相四线制保护不够完善,存在如下不安全因素:

① 零线 N 某处断路,电流不能形成回路,仪器设备的外壳就带电,有触电危险。

② 在三相用电不平衡的情况下,在零线上产生一定的电流和电压降,仪器的外壳对地存在电压,随着用电不平衡的增大,仪器外壳对地的电压也随着增大,当零线电压超过安全电压（24~30 V）时,将有电击危险。

③ 在生物电检测仪器工作过程时,易引起 50 Hz 共模干扰。

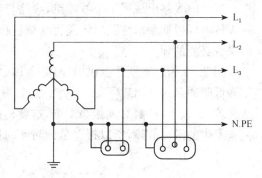

图 2.26 三相四线制（TN-C 系统）

医疗场所不宜使用,重要医疗场所禁止使用（TN-C）系统。

（3）特殊医疗区须采用不接地配电方式（IT 系统）

为防止微电击,手术区、血液透析病房、重症监护病房等医疗区须采用不接地配电方式,手术室内采用等位接地以达到安全供电和节约投资的目的。

不接地配电方式（IT 系统）,国际电工委员会编号为 IT 系统,国内普遍称为隔离供电系统,或称为隔离变压器供电系统。

为了有效地防止微电击的发生,国际上现在普遍采用不接地电源（IT 系统）,给手术室、心导管室、复苏室、ICU 病房、CCU 病房、新生儿病房、心电图室、脑电图室、理疗室、透析病房等特殊医疗场所供电,见图 2.27。

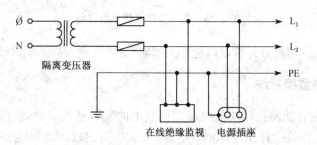

图 2.27 不接地配电方式（IT 系统）

隔离电源两根输出 L_1、L_2 都是相线,都应安装断路器或熔断器。

隔离供电原理如下:

一般供电电网是以大地作为参考电位,相线中的电流可以通过任何未绝缘的通道,对地构成回路,这是电击的根本原因。隔离供电是采用隔离变压器供电,电源经隔离变压器后,原电网中的地已不再是参考电位了。隔离变压器任何一根输出线都不能与地构成回路,只能在两根输出线之间构成回路,这就提高了供电的安全性。

同隔离变压器配套使用的隔离电源漏电报警器,用于测量电源线的对地电阻,两根电源线中任何一根对地存在未绝缘通道,就出现了一个故障点,存在漏电的可能,立即予以报警,这是潜在危险报警。只有在一根线接地,一根触及人体,或者两根同时触及人体的情况下,即出现两个故障点时,才有遭电击的可能,这比普通电网供电要安全。

当供电线路出现了一个故障点,线路与地出现了低阻抗,就发生报警。报警发生后,医护人员可以根据手术情况决定是否继续进行手术,医护人员可以利用第二故障点尚未发生时采取必要的预防措施。

图 2.28 为隔离变压器供电原理图,L_1、L_2 为两根电源线,对地绝缘。若 L_2 接地(绝缘下降低阻通路),即出现了第一故障点,就发生报警。这时对地并没有构成回路,对地无电流。若 L_1 发生故障,对地绝缘下降,这就构成回路,产生对地电流,发生电击。L_1 的故障是尚未发生的潜在故障,所以报警是预防性的报警。

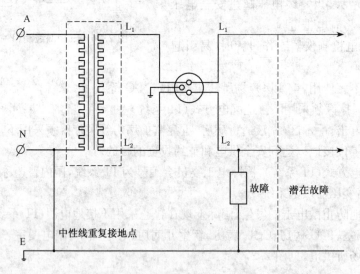

图 2.28　隔离变压器供电原理图

不同区域供电线路要分开敷设以免相互影响,医院供电布局如图 2.29。

二、高压配电监视系统

(1) 监测:利用智能测控模块监测被测回路上的所有电气参数,包括真空开关状态、故障、手车位置、接地开关位置、电压(V)、电流(A)、频率(Hz)、功率因数、有功功率(kW)、无功功率(kVar)、有功电能、无功电能和视在电能(kVAh)等。利用智能测控仪表监测变压器的其他重要参数,包括变压器温度、温度报警、变压器风机状态、风机故障报警等。

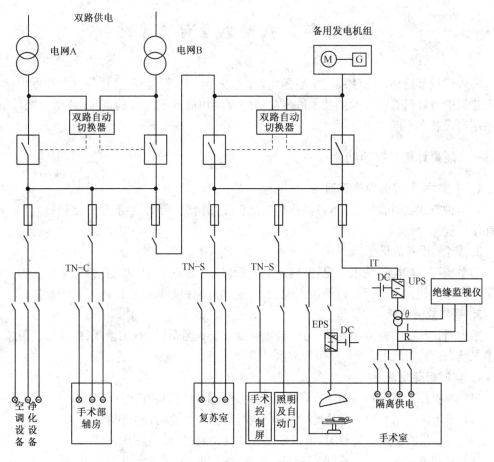

图 2.29　医院供电布局图

（2）报警：断路器故障报警。

三、低压配电监视系统

1. 低压开关柜监视

（1）监测：利用智能测控仪表监测被测回路上的电气参数。包括：开关状态、故障、抽屉位置、电压（V）、电流（A）、频率（Hz）、功率因数、有功功率（kW）、无功功率（kVar）、有功电能、无功电能和视在电能（kVAh）等。

（2）报警：断路器故障报警。

2. 变压器的监视系统

监视变压器的温度、变压器风机的运行状态、故障报警。

3. 医院变配电的监控方式

医院变配电系统其自身的监控系统应具有标准的通讯接口，实行现场监控和远程监视相结合的方法。

第十一节　医院能量计量系统

随着建设节约型国家政策的不断强化,有关设计标准、管理规定、评价标准相继出台,我国在建筑能量计量管理方面的技术进步与推广应用均取得了很大的进步,新型节能计量管理系统与设备在不断推出。

一、能量计量系统功能

1. 丰富的、友好的操作界面

有多种方式随时查询、显示各类用户的能耗使用情况(历史、当前及变化趋势)。对用户能耗使用提出建议。

2. 能源、设备的优化

本系统可根据能耗使用情况,及时调配能源供应、相关设备的投运(如投运设备的台数、容量大小等),使设备运行在最经济工况状态,达到节能和延长设备使用寿命的效果。

3. 系统故障分析

通过对比相关节点的能耗值,可以辅助判断系统设备故障、有无堵塞、跑冒漏滴现象,防患于未然,提高系统的运行安全和管理水平。

4. 实时管理功能

(1) 对所有计量点的当前工作状态能自动进行实时控制和管理;

(2) 当用户使用出现异常情况时及时报警,避免不必要的损失和麻烦;

(3) 当计量收费用户欠费时,可以手动或自动切断空调控制阀;

(4) 自诊断功能:当巡检线路短路、断路,能即时发出声光报警信号,通知维修人员检修。

二、基本组成

1. 水、电计量系统

通过水、电数据采集器,对远传分时电度表、远传水表发出的脉冲进行自动计量,并储存信息。数据采集器选用带万年历时钟芯片,带数据储存器和自动抄表器。

2. 空调能耗计量系统

(1) 末端(房间)计量:采用空调计时温控器,通过对风机不同运行工况累计运行时间的统计,将数据输入能耗计费系统,通过数字运算将楼层(区域)空调能耗折算成末端空调能耗量。系统简单可靠,令系统成本大大降低。

(2) 楼层(区域)计量:主要采用空调能量计费仪进行能量式计量,是目前通用的、标准的能量计量方式。

(3) 空调总管计量:主要采用空调能量计费仪对所有楼座的空调总管进行计量。

3. 系统集成

能源计量系统集成组成如图 2.30 所示。

(1) 信息传输采用总线制,末端设备直接挂在总线上,扩充方便。系统能耗计量收费管

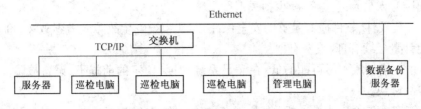

图 2.30 能源计量系统集成组成图

理中心巡检电脑向上传输信息采用 TCP/IP 网络通信协议,该传输方式能满足包括设备管理部门、设备维修部门、财务管理部门、物业管理部门等各相关部门的数据共享需求。

(2) 能耗计量收费管理部门可根据工程需要,设置能耗计量收费管理中心,管理中心设置服务器、实时巡检电脑、收费电脑、设备维修电脑、能源管理电脑等。

① 巡检电脑对现场数据进行不间断实时采集、处理、储存,将有关巡检数据发往服务器,执行、下发由上位管理系统发来的相关命令,并反馈执行结果。

② 服务器是所有数据的存储、交换中心,负责整个系统的协同运行。为了保护数据的安全性,方案设置了数据进行异地自动备份服务器。管理电脑可根据建设单位的管理需求进行配置。主要承担能量分析、收费、财务核销、监控、维修等功能。

③ 通过互联网,还可以实行远程监控,远程维护。

三、技术要求

(1) 由于功能多,建筑设计可能会设计成多种供电、供水、供暖方式,能量计量管理系统都能予以"包容"。

(2) 可能会有多种承租单位(人),会有不同的收费管理形式,比如先用后付(账单式收费、网络收费)、先付后用(网络充值预付费),有些不收费,但仍需计量考核。

(3) 应能满足分时段、不同单价(含累进制单价)计费方式。分时段电价不仅是指供电部门的峰谷电价,也包括公共用电设备在不同时段用电的计费。

(4) 使用者可能是整幢楼的承租人或业主,也可能仅仅是一层、一个区域、甚至一间房子的缴费用户。

(5) 系统应有较大的扩容能力,一个工程往往含有几千、几万个数据,数据的传输速率、采集周期必须满足计量数据运算要求。

(6) 系统集成应能满足水、电、气、暖管理一体化的要求。

(7) 在满足计量精确、稳定,符合国家有关标准的基础上应尽可能减少系统本身能耗。这里所指的不仅是系统耗电量,还包括所选用的流量计量装置,应尽可能减少检测介质压力的损耗。

(8) 系统设计应能满足"规划一步到位,工程分步实施"的需求,以适应工程建设周期、出租过程较长的实际现象。

(9) 信息传输布线简单、成本低、抗干扰性强、扩充方便。

(10) 系统便于操作、故障分析、方便维护,便于系统升级。应有尽可能丰富的操作界面,不仅能提供多种分析报表,以利于提供(甚至直接生成)节能降耗指导方案、意见书或决策报告;也能初步分析供水、供气、供暖、供电系统可能出现的跑冒漏或堵塞的故障现象、地点,以方便维修人员及时排除,减少损失。

(11)系统硬件、软件应有足够的安全保证,即便系统发生故障或遭到破坏,也要保证数据安全,使计量延续有理、收费有据。

(12)系统维护成本尽可能的低,在满足系统精度、稳定的前提下,设备故障率低、容易检修、排除故障快。

(13)能实现与承担能量分析、收费、财务核销、监控、维修任务的系统数据共享。还能将能耗变化参数实时传输给 BA 系统,与其自身的检测数据对比分析,以便 BA 系统更好地执行相应的调节与控制。

四、节能策略

1. 节能计算

通过对计量数据的分析,对浪费能源的部门和设备进行有效控制,以水、电、气表的计量当依据进行保存和查阅分析。

2. 节能分析

通过各种信息和数据,进行历史趋势分析,建立有效的节能运行样式与方案,以达到数据的节能效果。

3. 节能控制

(1)冷冻机房的节能控制,有数据采集、冷水机房的参数选择,冷冻水泵、冷却水泵的变额控制,冷却塔风机的数量控制。

(2)换热器的节能控制,数据采集,换热器台数的选择,温度控制与超温报警。

(3)空调新风、排风机的节能控制,温度控制,新风阀的调节,部分变额控制,空气质量的检测与自动控制。

(4)风机盘管节能控制,实现远程调节和温控管理。

(5)照明节能管理与控制。

(6)锅炉能耗计量,蒸汽流量累计。

(7)变配电能量计量。

(8)冷热水供回水能量计量。

4. 节能管理

(1)空调系统运行节能管理:按时间表开启空调新风机组,并配合温湿度调节风阀和水阀开度。

(2)冷水系统运行节能管理:通过压差控制变热器的频率,在闭环情况下实现冷冻水泵自动控制。通过冷却水回水温度,在压环情况下自动选择冷却塔风机台数。

(3)照明系统运行节能管理:通过时间表开启公共照明,夜晚开启部分公共灯,有人进入时开启相应的照明路数。

第三章

数字医院信息化系统

第一节 概 述

医院信息化系统（Hospital Information System）简称 HIS，主要包括医院管理信息系统(HMIS)和临床信息系统(CIS)两部分，如图 3.1 所示。

一、医院管理信息系统

医院管理信息系统(HMIS)是指应用电子计算机和网络通信设备，为医院

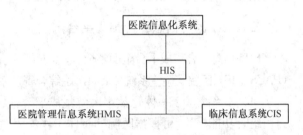

图 3.1 医院信息化系统组成图

及其所属部门提供医疗信息，行政管理信息和决策支持等三重职能的系统，如图 3.2 所示。

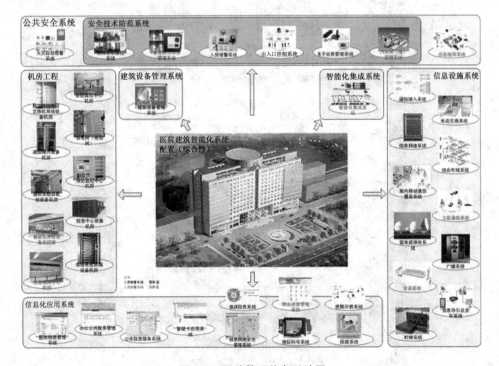

图 3.2 医院管理信息系统图

目前多数医院 HIS 系统是以收费为中心的行政管理系统 HMIS,这称作第一期工程或初级版本。在一期实施的基础上,实施临床信息系统(CIS),称作第二期工程或高级版本。在推广 HIS 系统过程中,通常先期实施管理信息系统 HMIS,以提高管理工作效率,我国 90% 以上的大型医院科室都已采用 HMIS 系统。今后的发展趋势是:建立具有智能化的临床信息系统 CIS,图像存档和通信系统 PACS,最终实现电子病历 CPR 系统。

HMIS 通常包括:固定资产、医疗设备管理,财务管理,人事、工资管理,病人管理,门诊收费,住院收费,药库房管理,临床药局管理,门诊药局管理等子系统。

二、临床信息系统

临床信息系统(CIS)通常包括医生工作站、护士工作站、检验信息系统、生理信息系统、病理信息系统及放射信息系统等。详见本章第二节。

三、数字医院信息综合集成平台

医院信息综合集成平台全面整合了先进的医院信息系统(HIS)、医学影像存储与传输系统(PACS/RIS)、医院实验室系统(LIS)、医院综合管理系统、办公自动化系统和远程会诊等系统。

(1) 该系统基于一体化数字医院集成平台,采用 SOA 架构,采用模块化设计,用户可以自由组合功能模块,可根据医院的具体工作流程对功能模块进行定制、重组和改造。

(2) 该系统采用四层分布式应用架构设计,如图 3.3 所示,将表现层、服务层、应用层、

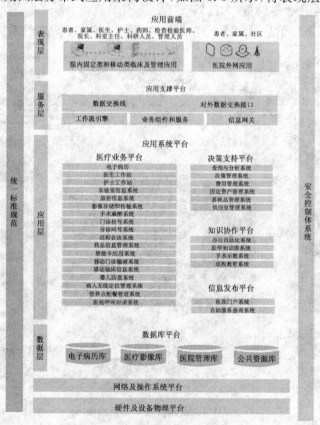

图 3.3 数字化医院系统结构

数据层分离,并辅之以统一的标准规范和完善的安全控制体系,保证了整个系统具有良好的可扩展性、可重用性、可管理性和高可靠安全性。

(3)该系统基于应用支撑平台,通过统一标准的数据格式和数据表示形式,完成系统内各系统的数据集成、数据交换并完成与其他系统的数据交换,从而全面实现整个系统的跨平台、多异构系统的集成、整合和扩充,全面实现各应用系统的业务和数据融合。

四、电子诊疗及保健基础

1. 电子病历

电子病历是医院在特定时间内对病人门诊及住院诊治过程的系统、规范的记录。它既是医疗指令的载体,也是了解服务对象所进行的相关活动和结果;它能实现一处采集多处利用,医疗数据得到最大限度的共享。

电子病历特点如下:

(1)覆盖所有医疗临床管理和影像资料。

(2)根据不同病症患者记录不同信息,包括症状、检查结果、诊断、用药、手术等。

(3)为重要的临床资料,对科研、教学、流行病防治及医院管理、统计、分析是极为重要的需求之一。

2. 电子健康档案

电子健康档案是个人疾病防治、健康保护、健康促进等过程的规范、科学记录;是以个人健康为核心、贯穿整个生命过程、涵盖各种健康相关因素、实现信息多渠道收集、满足居民自身需要和健康管理的一种信息。

个人电子档案总体目录如图3.4所示。

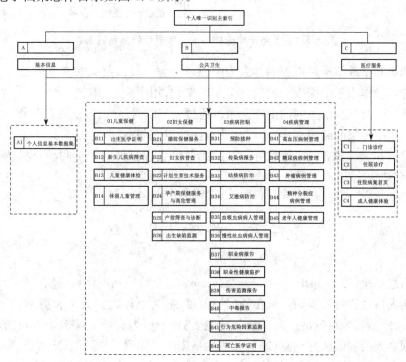

图3.4 个人电子档案总体目录

基于电子健康档案的区域医疗信息系统架构如图 3.5 所示。

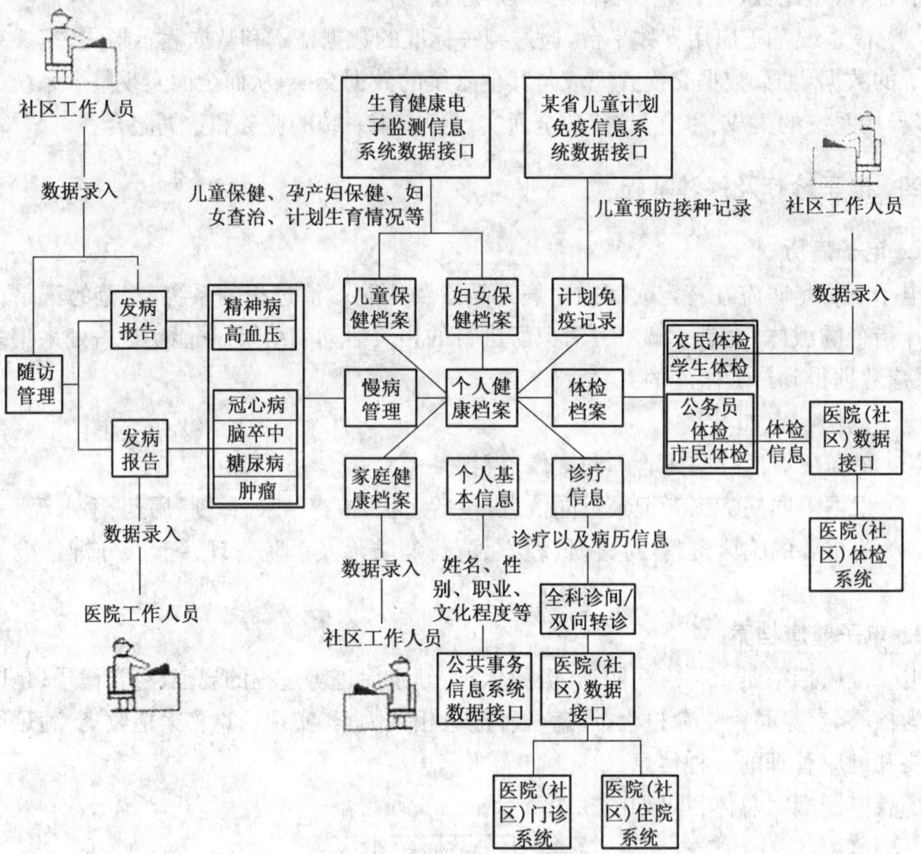

图 3.5　基于电子健康档案的区域医疗信息系统架构

健康档案的系统架构是以人的健康为中心,以生命阶段、健康和疾病问题、卫生服务活动(或干预措施)作为三个维度构建的一个逻辑架构,用于全面、有效、多视角地描述健康档案的组成结构以及复杂信息间的内在联系。通过一定的时序性、层次性和逻辑性,在一定区域内将人一生中面临的健康和疾病问题、针对性的卫生服务活动(或干预措施)以及所记录的相关信息有机地关联起来,并对所记录的海量信息进行科学分类和抽象描述,使之系统化、条理化和结构化。

第二节　临床信息系统

临床信息系统(Clinical Information System,CIS)是指利用计算机软硬件技术、网络通信技术对病人信息进行采集、存储、传输、处理、展现,为临床医护人员和科室的医疗工作服务,以提高医疗质量为目的的信息系统。其主要目标是:为支持医院医护人员的临床活动,收集和处理病人的临床医疗信息,丰富和积累临床医学知识,并提供临床咨询、辅助诊疗、辅助临床决策,提高医护人员的工作效率,为病人提供更多、更快、更好的服务。

临床信息是一切医疗信息的基础,医疗信息系统应以病人为中心,面向一线临床医护人员。随着现代医疗技术的发展,各种监护、检测、记录病人病情变化和诊疗计划的信息量越来越大,内容越来越复杂。按照传统的工作方式,临床医护人员每天要花费大量的时间和精力用于处理这些信息。实现临床信息系统,就可大大提高医护人员的工作效率,避免重复劳动,减少差错,节省出时间用于临床治疗和科研。同时,实现数据共享,可有效避免病人的重复检查。数据共享也是实现远程医疗的基础。利用临床信息系统积累的大量临床信息可通过计算机查询分析,有利于总结临床经验,开展临床科研。

一、系统特点

1. 快捷的信息采集手段

临床信息系统能够与床旁监护设备(监护仪、麻醉机、呼吸机等)或其他医疗设备(生化仪、CT、X射线机等)相连接,直接采集相关的病人体征数据和检查检验数据并自动记录,免去了手工输入的麻烦;系统还可以根据这些数据自动进行判断,辅助做出诊断或提示。

2. 方便的信息表现形式

通过计算机系统对已有数据的加工处理,便于医护人员查找各种图表和信息。

3. 先进的医疗管理模式

临床信息系统结合了先进的医疗管理思想和管理模式,其中最突出的是诊疗方案和临床路径的采用。临床信息系统引入临床路径(Clinical Path Way)的管理概念,其方法是:根据病人的病种、病情分类,制定出规范化的诊疗方案,落实到每天的医疗活动中,形成规范化的医疗路径。对每个病人都严格按规范实施医疗,对医疗效果及时进行评价,对发生的变更记录原因,定期对变更进行评价并改进医疗过程。

临床信息系统可以对临床路径的管理方法提供很好的支持:选择了临床路径的病人即自动生成每天的医疗活动方案,详细到病人要完成什么检查、化验,进行哪些治疗等;对每天完成的医疗活动进行记录,对医疗效果和病情进展进行评价;对临床路径的变更进行管理,对未按计划完成的活动分析并记录原因,对医疗方案及时作出调整;对临床路径的执行情况提供统计分析,为发现并纠正出现的问题提供信息依据。

4. 智能化的知识库服务

当前临床信息系统应用的一个重要特征是发挥计算机的优势,建立各种形式的知识库服务,并且与医嘱系统相联系,帮助医护人员掌握和应用这些知识,提高就诊效率。

二、临床信息系统子系统

医院临床信息系统包括很多个子系统,如医院信息管理系统(HIS)、临床管理系统(CIS)、医学影像存储与传输管理系统(PACS)、检验放射科管理系统(RIS)、实验室管理系统(LIS)等。

1. 电子病历(EMR)

电子病历是指在医院内全面记录关于病人健康状态、检查结果、治疗过程、诊断结果等信息的电子化的医疗文件。

2. 医生工作站(DWS)

医生工作站是指协助临床医生获取信息、处理信息的信息系统;卫生部于2002年颁发

"医院信息系统基本功能规范",增加了医生工作站,并将其作为临床信息系统的组成部分。

它将医院医生工作站分为"门诊医生工作站分系统"和"住院医生工作站分系统"。

3. 实验室信息管理系统(LIS)

实验室信息管理系统是指利用计算机技术实现临床实验室的信息采集、存储、处理、传输、查询,并提供分析及诊断支持的计算机软件系统,其中包括临床检验系统、微生物检验系统、试剂管理系统、实验室辅助管理系统等。

4. 护理信息系统(NIS)

护理信息系统是指利用计算机软硬件技术、网络通信技术,帮助护士对病人信息进行采集、管理,为病人提供全方位护理服务的信息系统。

5. 医学图像存储与传输系统(PACS)

医学图像存储与传输系统是指应用数字成像技术、计算机技术和网络技术,对医学图像进行获取、显示、存储、传送和管理的综合信息系统。

6. 放射学信息系统(RIS)

放射学信息系统是指利用计算机技术,对放射学科室数据信息,包括图片影像信息,完成输入、处理、传输、输出自动化的计算机软件系统。

7. 临床决策支持系统(CDSS)

临床决策支持系统是指利用人工智能技术对临床医疗工作予以辅助支持的信息系统,它可以根据收集到的病人资料,做出整合型的诊断和医疗意见,提供给临床医务人员参考。

专家对 CDSS 做出更为严谨的定义:根据两项或两项以上的病人数据,主动生成针对具体病例的建议的知识系统。

8. 手术麻醉监护系统

系统包括麻醉深度、呼吸、血压、心肺等参数动态测定和报告。

9. ICU 监护信息系统

系统包括对 ICU 室中的床边监护设备的数据实时采集、传输、存储,与 HIS 系统的信息共享,与 EMR 系统的无缝连接等。

10. 心电信息系统

系统包括常规心电图、移动心电图(床边机)、动态心电图、运动心电图、动态血压、食道调搏、心内电生理、心电向量、踏车试验、心室晚电位、心率变异、倾斜试验、晚电位等。

11. 脑电信息系统

系统包括常规脑电图、脑地形图等。

12. 血透中心管理系统

系统包括血液透析过程的数据测定、记录、病情观察、医嘱、LIS 报告等。

13. 眼视光中心

眼视光中心包括各类眼科检查信息的采集、分析、存储、图文报告等。

14. 超声系统

超声系统是指利用彩色多普勒血流成像仪、B 超、A 超等以超声原理研制的仪器辅助医生诊断疾病的系统。

15. 肺功能测定系统

肺功能测定系统是指应用肺功能测定仪对肺容量、通气功能的测定,以及通气功能障碍类型的判断等协助医生测量肺功能的系统。

16. 晚电位检测系统

心室晚电位(VLP)是心室肌某部的局部电活动在体表记录到的信号,是一种无创伤性检查的新技术,在临床上常常用来筛选和预测急性心肌梗死(AMI)是否可能发生室速或室颤。

17. 肌电图检测系统

系统包括高性能生物放大器并附皮肤阻抗测量,具有专业化的主系统设计、可编程的刺激器、高分辨波形监视和打印功能。

18. 内窥镜系统

系统包括支气管镜、胃镜、肠镜、膀胱镜等。

第三节　网络化医护传呼系统

为了提高医院的护理水平,减轻医护人员的劳动强度,提高病人的舒适度,在医院病房内设置有医护传呼系统。

一、医护传呼系统概述

语音通讯系统是现代医院数字化建设的基础之一,医院语音通讯有三种方式,即程控电话、移动电话、医护传呼。而医护传呼是使用频率最高的一种通讯方式,直接影响医护质量,因此必须是最便捷、最准确无误的通讯方式。为了认识医护传呼系统在现代医院中作用和地位,将现代医院数字化系统简化成由医院信息化系统、语音通讯系统、建筑智能化系统三大核心部分所组成,如图 3.6 所示。图 3.6 简明地表示医护传呼系统是数字化医院建设的重要组成部分。

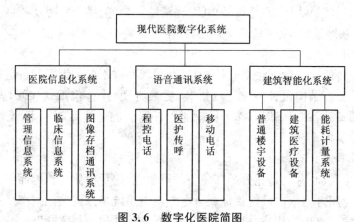

图 3.6　数字化医院简图

1. 医护传呼系统的三个历史发展阶段

我国医院从上世纪 70 年代中期开始采用医护传呼系统,也称作病房呼叫对讲系统、中心对讲系统,由于明显地改善了医护质量,因此普及快,技术更新快,形成了三代产品。

(1) 电子阶段:如早期的继电器切换传呼系统,音频解码切换传呼系统,上世纪 70 年代～80 年代广为使用。

（2）智能阶段：上世纪 80 年代末，医护传呼系统开始采用单片机作为核心器件，设计成嵌入式智能系统，从点对点的多线制，提高为无极性的多芯总线系统，形成五线制传输、四线制传输、两线制传输等多种机型，分机采用地址编码，便于扩展。

（3）网络阶段：进入 21 世纪，网络技术融入传呼系统，医护传呼系统与 HIS 系统联网运行，希望成为医院信息管理系统的一个子系统，实现医疗信息资源共享。低功耗、零故障、多功能是这一阶段传呼系统的发展方向。这些工作尚在试验和开拓之中。

2. 传呼系统按使用功能分类

（1）门诊传呼系统

在门诊楼内设置门诊传呼系统，可提高门诊效率。传呼主机设在护士站，各诊室内设一分机，候诊室设一显示器，医生看完一个病人以后，按一下分机键，系统主机及候诊处均显示分机号码，病人即可对号就诊，已发展成排队叫号系统。

（2）病房传呼系统

用于病房内病人与护士站双向呼叫。系统由病房内床头呼叫按钮，走廊内复位按钮，走道上方 LED 电子显示器和护士站主机组成。病房卫生间和公共卫生间也应设置紧急呼叫按钮。

（3）手术部传呼系统

提供手术室同护士站联系，有手术部工作需求的专用功能。

3. 医护传呼系统发展方向

（1）视听一体化

"视听一体化"的传呼系统具有可视监控的功能，当有病人呼叫时，主机一接通除了可通话外，立即能看到病房患者情况，极大地方便了医护人员的护理工作，充分发挥了监护系统的功能。

（2）功能多样化

现行医护对讲设备多数功能单一，是资源的一种浪费。医院对讲系统功能适度扩展，应具备有线无线相互转换功能、语音报号功能、输液监护功能、供氧计时功能、病房自动点菜功能，以及同 HIS 联网接轨，实现信息交换，自动生成住院一览表等功能。

（3）维修傻瓜化

供方以加强售后服务的方法来应付这些随机故障，这不仅加大了设备运行管理成本，不能满足临床的需要。结构设计采取接插拼装，更换方便，这种傻瓜式裸修，普及十分容易。供方提供充足的备品备件，病区工作人员就能胜任了。加之故障趋零化，维修量极小，不增加病区工作人员负担。

（4）故障趋零化

"故障趋零化"核心含义是充分提高设备的可靠性，避免由质量原因而引发的故障。"零故障"才是医院使用方追求的最终目标。考虑到对讲系统是医院使用频率最高的通讯设备，又是医务人员、病员直接操作，随机故障难以避免。采用"故障趋零化"作为产品要求比较实际和科学，可以设定故障率作为"故障趋零化"的门槛，在制定产品规范时具有可操作性。

（5）布线网络化

布线纳入综合布线 PDS 范围，降低布线成本，便于系统维修和扩展。布线纳入综合布线的前提条件是医护对讲产品的设计，在数字化的基础上实现网络化，即具有网络通讯功能。

4. 提高医护传呼质量的措施

（1）两线制通讯

两线制通讯即主机和各个分机之间系统连线为两总线，不分正负，安装简单方便。故障率低，便于检修；降低了安装成本。四线制、五线制不能随意连接，需要校对线号连接，安装不方便，而且连线故障率比较高，检修相当麻烦。

（2）故障隔离措施

分机应安装专用的故障隔离技术保护器件，当有故障时会自动断开故障分机，而不影响整个系统正常工作。

（3）接通供电

医护对对讲系统是长期连续工作的医疗装备，工作电流越大，故障率越高，减少工作电流是实现"故障趋零化"的重要措施之一。

如卫生间紧急开关是重要的急救措施，使用率极低，应采用专用技术，构成平常不通电，使用时才接通的状态，不仅减少能耗，还极大地提高了紧急开关的使用寿命和可靠性。

（4）生产工艺现代化学系

采用现代生产程序，配备自动装配流水生产线，高温老化处理，震动破坏试验，电脑在线检测，SMD贴片生产工艺，分立元件双波峰焊接工艺，为"故障趋零化"提供保障。

二、医护传呼系统组成与功能

1. 系统整体布局

医护传呼系统由台式主机、病区一览表（电子一览表）、病房对讲分机、走廊显示屏、治疗室副机、门灯及复位器、卫生间紧急呼叫分机等八部分组成。见图3.7 医护传呼系统布局图。

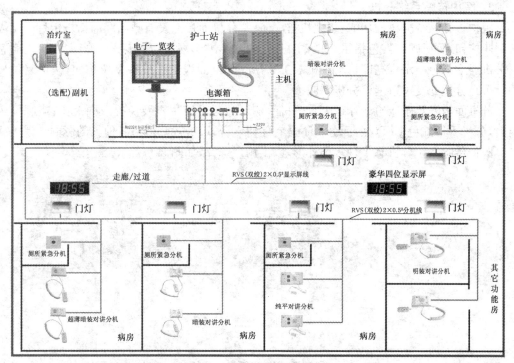

图 3.7　医护传呼系统布局图

每台主机和各分机之间使用两芯总线并联,不分极性,施工既简单又节省材料。用户可自由选择用明装分机或暗装分机,安装在床头。所有门灯并联在一条双绞线上,当房间分机呼叫时候,门灯红灯亮。每张病床设分机一个,连接手持式呼叫按钮,放音逼真、清晰。可以使用门口复位器直接取消房间内分机的呼叫。每个护士站设台式主机一台,病人插卡或者电子一览表与主机相连挂在墙上,在走廊内设一块四位、双面走道显示屏,平时显示时间,有病床呼叫护士时,走廊显示屏显示呼叫病床床号。治疗室副机与主机同时显示呼叫情况,可以同时接听和呼叫病房分机。

2. 医护传呼系统主机

当病人有呼叫请求时,按下延长呼叫绳上呼叫按钮(普通呼叫),分机手柄和面板上红色LED灯亮,走道显示屏显示病床号,护理站台式智能呼叫主机显示病床号且蜂鸣器发出悦耳的音乐信号。接到请求信号,护士站内的护士提起主机听筒,主机蜂鸣声停,显示屏显示对应的房间情况,同时分机面板上绿色LED灯亮,病人用延长呼叫绳(内含麦克风)输出语音,双方直接通话。通话完毕,病人按下分机延长呼叫绳上复位按钮或护士挂机,主机显示屏、走道显示屏及病床边分机指示灯复位,普通呼叫处理结束。图3.8所示的是医护传呼系统主机,它可扩展配备无线对讲分机,使护理人员携带分机在病区内任何地方可直接与病患者通话,以缩短等待时间,使病患者能

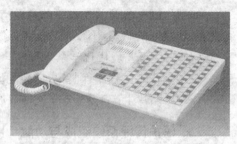

图 3.8 医护传呼系统主机外形图

及时得到照顾或抢救。护士也可通过走道屏确定有呼叫请求的病房号而采取相应措施。当有数个病床同时呼叫时其信号将自动保留,翻页式呈现直到该呼叫被复位。

3. 医护传呼系统分机

医护传呼系统分机的功能:与主机搭配使用,分机面板上设有呼叫和通话指示灯。病人按呼叫按钮,分机呼叫红色指示灯亮,主机声光报警,并显示该呼叫床号。当主机摘机应答时分机通话绿色指示灯亮即可与主机双工通话。分机面板上还设有复位按钮,按下复位按钮就可在分机处复位取消该分机呼叫。

分机面板安装于床边治疗带上。分机手柄可呼叫系统主机及免提双向对讲;当呼通主机时,分机手柄红色LED亮,而分机不会有任何声音,可有效降低对其他人的影响。

医护传呼系统分机有多种多样外形,以供用户选择,如图3.9所示。

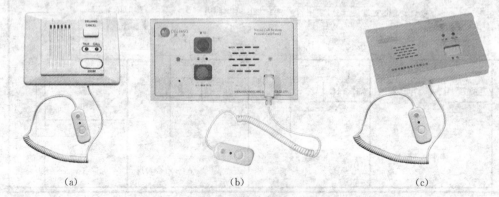

(a)　　　　　　　　　(b)　　　　　　　　　(c)

图 3.9 医护传呼系统分机

4. 病区一览表

病区一览表分普通型病区一览表,网络型病区一览表两种形式。

普通型病区一览表外观如图 3.10 所示,表中数据必须手工输入。它与主机相连,高亮度数码管可以和主机同步显示时间、床号、护理级别。病员信息插入、取出方便。普遍采用全不锈钢结构,清洁美观。外形如图 3.10 所示。

网络型病区一览表如图 3.10 所示,是 HIS 网络自动生成的,并可通过电脑手工修改。可实时在一览表屏幕上显示出病员一览表,当有病员呼叫时,一览表屏幕上的床位号码显示由蓝色变为红色闪亮,有多个床号呼叫则同时在一览表屏幕上显示出多个呼叫床号(几个呼叫床位号码同时红色闪动)。

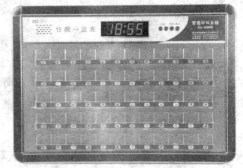

图 3.10 普通型病区一览表

病员信息可很方便地在电脑上修改(包括病员姓名、入院时间、诊断、年龄等);并可以记录病号的呼叫类型(如病床呼叫、卫生间呼叫等)、呼叫时间及响应的时间、日期等,并可以把这些记录按所分类打印出来,方便医院统计、管理的工作。如图 3.11 所示。

图 3.11 网络型病区一览表

5. 卫生间紧急呼叫开关

卫生间紧急呼叫开关安装在卫生间,用于病号在卫生间的紧急呼叫,具有防水功能。当病人按下按钮时1秒,接通电路,触发报警电路,提醒医护人员进行救护。护理人员必须到现场复位。外形如图3.12所示。

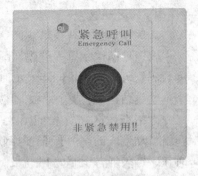

图 3.12 卫生间紧急呼叫开关

6. 走廊显示屏

走廊显示屏悬挂于走廊上方,与传呼主机同步显示呼

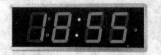

图 3.13 走廊显示屏

叫床号,便于护士在巡视时也能及时得知呼叫床号,及时到该病房护理。四位、双红色 LED 显示屏,平时显示时间,有呼叫时显示该呼叫床号;病床呼叫时,有自动记忆显示功能。外观如图 3.13 所示。

7. 门灯

门灯固定于病房门头,当房间的床头分机或者卫生间紧急防水按钮呼叫时,门灯变亮。取消呼叫后,门灯灭。按下安装在门口的复位分机,可以取消房间所有分机呼叫,门灯灭。灯壳灯和灯座均采用优质 ABS 工程塑料注塑成型,外形美观大方,灯壳装配为卡入式,拆装方便,灯内采用超高亮度 LED 发光管,比普通白炽灯泡亮度高,低电压,耗电少,寿命长。外形如图 3.14 所示。

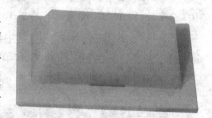

图 3.14 门灯

三、DL-IP100 网络型医护对讲系统

1. DL-IP100 网络型医护对讲系统组成与技术参数

德亮公司所开发的 DL-IP100 网络型医护对讲设备,已于 2012 年进入临床使用,如图 3.15 所示。

（1）系统组成

护士工作站设备:护士工作站主机、护士工作站副主机、护士工作站管理服务器及管理软件、网络交换机、10.2 寸液晶显示屏;

病房使用设备:病房门口分机、病房床头分机(含手持呼叫器)、卫生间紧急呼叫按钮;

显示设备:走廊中文信息显示屏、病房显示门灯。

该系统基于互联网传输技术,使医护人员与住院患者之间的沟通交流顺畅直接,在 TCP/IP 协议网络技术的强大支持下,进行双向呼叫、双向对讲、紧急呼叫。主机采用 10.2 寸数字真彩触摸屏,分机采用 4.3 寸数字真彩触摸屏,设置了门口分机。医患之间的信息实时传送,内容包括医院 HIS 系统中可用于查阅和沟通的信息,如:患者的基本信息、费用清单、医嘱信息。该系统具有定时提醒功能、医护人员护理定位功能、呼叫转移功能、输液报警等功能,系统实时检测终端在线及运行情况,一旦出现单个终端故障可立即报警提示,功能可扩展性强。

（2）技术参数

传输方式:系统内部采用网络交换机进行数据之间的交换;

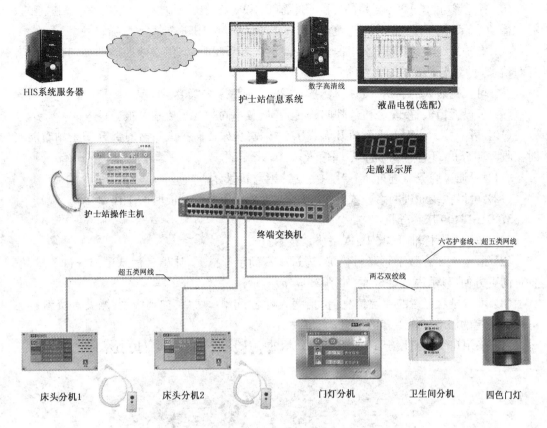

图 3.15　系统示意图

额定功率：60 W；

系统布线：超五类网线；

响铃提示：医护分机正常响铃时距医护分机 5 m 的距离响铃声大于 70 dB；

环境噪声：≤58 dB；

使用电源：AC 220 V±22 V　50 Hz±1 Hz。

2. DL-IP100 型主机

（1）采用 10.2 寸数字真彩触摸大屏，其操作界面友好，如图 3.16 所示；

（2）采用稳定性非常高的 Linux 操作系统和配以强大的硬件支持；

（3）主机可以与医院的信息服务器对接获取患者的数据，让护理的数据更加清晰，提高工作效率，从而实现医院的信息一体化、病历无纸化；

（4）主机可以接收病床的呼叫信息、也可通过显示屏上的触摸按键进行方便的接听和回拨；

（5）有免提和手柄两种通话方式，采用先进的回音消除技术，内置高灵敏度话筒及喇叭，让声音清晰、逼真、洪亮；

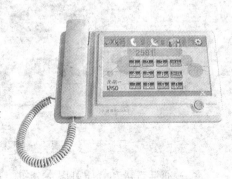

图 3.16　DL-IP100 护士站主机外观图

（6）有托管功能,可将本主机的分机通过简单的设置托管给其他护士站主机进行操作、管理;有广播功能,可对所有分机进行全区、分区广播喊话或对分机进行宣教广播;

（7）有护理级别抢线功能,当护理级别高的患者呼叫时,将优先处理护理级别高的患者呼叫请求,自动实现级别抢线功能;

（8）可根据病人的病情,设置为特护、高级、普通三种护理级别;

（9）可设置白天、夜晚分机的呼叫、通话音量及不同的音乐提示音报警;

（10）可配接无线手表发射机及无线手表接收机,以便医护人员暂时离开护士站时能实时接收呼叫分机、卫生间分机的呼叫信号;

（11）可通过服务器进行所有呼叫数据的记录和保存;

（12）可以在线通过网络方式升级程序,大大减轻了修改功能时的工作量。

3. DL-IP100 床头分机

（1）采用国际标准 TCP/IP 网络协议技术;

（2）采用 4.3 寸数字真彩触摸屏,通过丰富的色彩搭配,让患者信息更加一目了然,信息查询更方便,显示内容更全面,如图 3.17(a)所示;

（3）可以显示患者的住院信息(包括病人姓名、年龄、病情、护理级别、缴费等资料),还可根据医院的需求显示更多的信息;

（4）采用在线任意设定 IP 地址和要显示的病床号码,如图 3.17(b)所示;

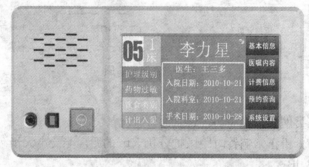

（a）外观图

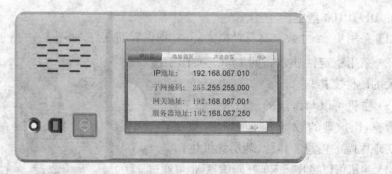

（b）IP 地址设置图

图 3.17　DL-IP100 分机

（5）通话音量和音质可以在分机上直接调节,以适应各种不同的需求,如图 3.18 所示;

（6）支持分机与分机间呼叫对讲;

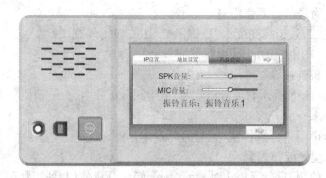

图 3.18　DL-IP100 分机通话音量及麦克风音量调节图

（7）分机除呼叫对讲的基本功能外还有扩展功能:输液报警输出端口,护士增援等相关端口;

（8）可以在线通过网络方式升级应该程序,大大减轻了设备要修改功能时的工作量。

4. DL-IP100 门口分机

（1）采用 10.2 寸数字真彩显示屏,通过显示屏可以将病房的房间编号、责任医生、责任护士的姓名和照片上传到显示屏上,让传统的门牌号码运用科技的力量来表现;

（2）采用免提和手柄两种通话方式,采用先进的回音消除技术,内置高灵敏度话筒及喇叭,让声音清晰、逼真、洪亮;

（3）采用在线任意设定 IP 地址和要显示的房间号码;

（4）门口分机直接接收卫生间紧急呼叫按钮的开关信号,大大提高了紧急按钮的可靠性;

（5）门口分机具有护士定位的功能,可以提示护士在病房中工作,通过到位的方式能接听其他房间的呼叫;

（6）门口分机也可以配接四色门灯使用,控制门灯不同状态用不同的颜色来表示;

（7）可以在线通过网络方式升级,大大减轻了设备要修改功能时的工作量;

（8）与系统主机的通话对讲功能一样,便于医护人员在治疗室中工作时有分机呼叫可以直接在治疗室副机上看到呼叫号码并可以直接接听与分机对讲;

（9）有分机呼叫时有 LED 数码管提示号码并有音乐提示。

5. DL-IP100 病房分机呼叫手柄

手柄采用加大设计,外观如图 3.20 所示,病人呼叫时可直接按手柄,使用简单方便。

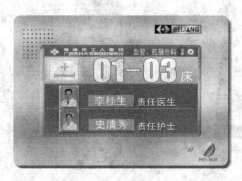

图 3.19　DL-IP100 门口分机外观图

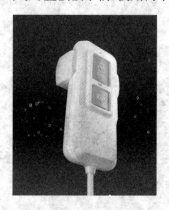

图 3.20　呼叫手柄外观图

6. DL-IP100 病房门口四色门灯

（1）四种颜色状态,超高亮度 LED 提示灯,图3.21为外观图;

（2）6 线架构,采用安全电压供电+12 V;

（3）与门口分机连接;

（4）可用不同的颜色提示普通分机呼叫、卫生间分机呼叫、护士到位状态、护士增援状态,让不同的信息看起来一目了然;

（5）门灯编号由门口分机控制,无需另外设定。

7. DL-IP100 型输液报警器

（1）适合单独使用,自带充电电池,也可配合呼叫分机使用,外观如图 3.22 所示;

（2）夹装在输液管上,不与输液接触,单键操作,使用简单;

（3）输液完毕时,有"Bi、Bi"报警提示声,同时自动阻断输液管。可通过分机向护士站的主机发送输液完毕报警信号。主机有 LCD 显示,同时语音播报"XX 号输液完毕"。

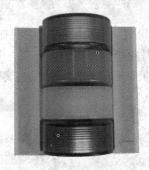 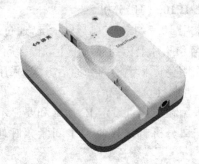

图 3.21　病房门口四色门灯外观图　　　图 3.22　输液报警器

8. 无线信息系统发射台(选配)

（1）全铝合金外壳设计,外观美观大方,外观如图 3.23 所示;

（2）单频点发射,不会影响其他频段信号;

（3）带有待机状态指示灯和发射状态指示灯提示;

（4）可与不同系统主机对接使用;

（5）发射功率 0.5 W 以上 。

9. 无线信息系统腕带式接收机

（1）外观设计美观大方如同一款时尚的手表,方便携带,如图3.24 所示;

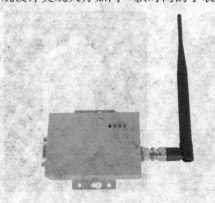 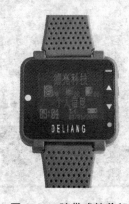

图 3.23　无线信息系统发射台外观图　　　图 3.24　腕带式接收机

（2）OLED 液晶显示屏,可清晰地看到呼叫的信息;

（3）多种呼叫信息提示音可选择,同时有振动提示;

（4）多菜单操作模式,可存储查询当前或以前的信息资料;

（5）配合无线信息系统发射台使用。

第四节　医疗临床业务辅助信息系统

一、概述

医疗临床业务辅助信息系统包括下列各个子系统:

1. 排队叫号系统

排队叫号系统以高科技的计算机技术手段来取代顾客排队,从而解决顾客排队的烦恼,有效地提高服务质量;同时可以监控和预计客流量,实时掌握服务情况,提供有用的管理信息,优化资源组合,提高劳动生产率;可根据不同的客户要求灵活配置该系统。

2. ICU／CCU 病房探视对讲系统

ICU/CCU 病房,探视家属不得入内,通过该系统可以方便实现探视者与患者之间的交流沟通,极大地体现了医院人性化的服务。

3. 信息显示及引导系统

医院设置有 LED 大屏幕、条屏和多媒体触摸查询工作站,病人就诊前就可了解医院发布的最新信息、窗口服务信息、医院简介、服务项目介绍、常用收费标准介绍、科室位置示意图、科室平面示意图、专家特长介绍、专家门诊时间安排表、银行卡使用须知等信息。

4. 远程教学及会诊系统

远程医疗会诊、教学是网络科技与医疗技术结合的产物,包括:远程诊断、专家会诊、信息服务、在线检查和远程交流等。

5. RFID 智能身份识别与定位系统

RFID 智能身份识别与定位系统依托医院无线网络,利用 RFID 识别技术,实现对院内各类人员的身份识别与定位,也包括对医疗设备、药品识别定位。该系统可实施院内分区管理,对重要的设备和人员身份进行实时追踪,全面提升医疗质量。

6. 医用气体管理系统

该系统是为了对各手术室、恢复室、病房等医用气体的集中供应进行压力、流量等的安全检测及计量。

7. 手术室综合管理系统

该系统主要是对手术室的空调系统、呼叫系统、监控系统、远程会诊系统、视教系统进行管理。

以下以排队呼叫系统和病房探视系统为例进行分析,以供参考。

二、排队叫号系统

大型医院园区范围较广,候诊点较多,为了能让病人及时就诊,有必要通过智能化的排队来提高医院的现代化管理水平。排队叫号系统主要分为四个步骤:病人取号、等候、系统叫号、业务受理。首先病人通过自动取号机进行自动取号,按照号单上的提示到达指定的等候诊室等候呼叫。医生上班后,以自己的工号将呼叫器登录到系统,按下呼叫器上的"顺呼"按钮,叫号系统即按顺序自动呼叫,呼叫到的病人的信息在指示屏上显示,同时发出声音呼叫。如果选定的病人没有在指定时间内及时前来办理业务,医生可再次按下呼叫器的"复呼"按钮,催促病人办理。前一位病人办理完成,再次按"顺呼",系统自动呼叫下一位病人。该系统不仅能优化服务和工作环境,还可以根据实时动态信息,科学设置出诊人数,提高服务效率。利用系统统计出医生工作量及各科室诊量,进行准确量化考核,这样既提高了医生出诊积极性、服务质量,还有效树立了医院的良好形象。

在挂号、取药、收费的各个窗口安装 LED 电子显示屏,循环显示各病员排队等候的情况。在挂号、收费的窗口设置语音报价器,方便病人清楚、直观地了解收费情况。

1. 功能

系统能方便地实现与 HIS 的数据交换。可与 HIS 的挂号收费模块连接,读取患者基本信息及挂号就诊信息;与 HIS 的收费划价模块连接,掌握患者就诊流程;与 HIS 的药房调剂模块连接,读取发药信息。并可随时为 HIS 返回患者在各环节的排队信息。

排队叫号系统的工作流程为:挂号→分诊→候诊→就诊。整个系统必须具备以下几个功能模块:分诊功能(包括护士人工分诊和电脑自动分诊),LED 信息显示功能,语音呼叫功能(包括自动呼叫和人工呼叫)。

2. 组成

系统主要由以下几个部分构成:电脑软件、热敏打印机、叫号器、主控箱、诊室显示屏、主显示屏、其他配件、小分线盒、音箱、吸顶式喇叭。

排队叫号系统组成如图 3.25 所示。

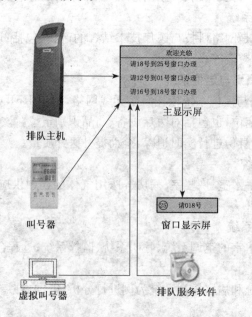

图 3.25　排队叫号系统组成

3. 系统工作流程

系统工作流程分为四个步骤:病人取号、等候、系统叫号、业务受理。叫号处理流程如图 3.26 所示。

(1)获取办理序号——病人取号

病人通过自动取号机进行自动取号。

(2)病人等候呼叫——等候

取号后,按照号单上的提示到达指定的等候室,寻找座位坐下,留意等候区的等候指示屏。当系统呼叫到自己的号码时,号码将会在等候指示屏上显示,并同时发出"请×××号到××号诊室"声音以提醒病人。病人从指示屏上得知相对应诊室后,前去指定的诊室就诊。

(3)医务人员呼叫——系统呼叫

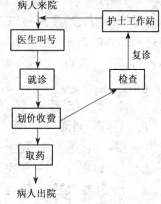

图 3.26 叫号处理流程图

医务人员上班后,以自己的工号将呼叫器登录到系统,按下呼叫器上的"顺呼"按钮,排队系统即按顺序自动呼叫,呼叫到的病人的信息在指示屏上显示,同时发出"请×××号到××号诊室"的声音。

如果选定的病人没有在指定时间内及时前来就诊,医务人员可以再次按下呼叫器的"复呼"按钮,催促病人就诊。

前一位病人就诊完成,再次按"顺呼",系统自动呼叫下一位病人。至此对一个病人的呼叫操作就此结束。

(4)医务人员处理——就诊受理

医务人员可以根据现场的实际情况,对需要优先就诊或预约病人等特殊情况进行各种处理,让医生在呼叫病人过程中减少等待时间,提高工作效率。

4. 主要技术参数

(1)软件

① 电脑直接控制叫号系统、显示系统、语音系统及号票打印;

② 同步显示当前系统业务状况;

③ 可根据需要随时输入医生的资料;

④ 可随时对接诊医生的资料进行修改、删除;

⑤ 可根据病人的要求选定就诊医生;

⑥ 可对特殊病人优先安排就诊;

⑦ 可根据当前的候诊就诊状况均衡合理地安排病人就诊;

⑧ 可根据需要对号票进行修改,重新选定医生,且号票号码不变,保持排队的公正性;

⑨ 停电后能自动保存全部资料,来电时不影响系统工作;

⑩ 直接热敏行式打印,打印号票清晰,号票的票头内容可以自行编辑;

⑪ 每天第一次开机时系统自动复位清零,重新排队;

⑫ 同时增添大量统计报表,供有关部门查阅、统计、分析、研究;

⑬ 系统自动储存各项统计数据,统计报表可直接打印。

(2)叫号器

大屏幕 LCD 显示屏,可显示当前就诊病人的受理号码、当前等待人数。安装简捷,所有呼叫器只需一条四芯总线相连。

① "下一位"按钮:接诊医生诊治好一位病人后按此按钮,叫号器上 LCD 显示屏显示当前就诊病人的受理号码、等待人数自动减一。此时该诊室显示屏显示该就诊病人的受理号码并闪动 10 秒钟;主显示屏滚动显示该就诊病人的受理号码;电脑软件主界面上显示的等待人数自动减一,就诊人数自动加一;语音音箱播放"叮咚 请×××号到××号诊室"。

② "上一位"按钮:接诊医生按此按钮后,LCD 显示屏再次显示该诊室上一位就诊病人的受理号码、当前等待人数不变。此时该诊室显示屏再次显示上一位就诊病人的受理号码;主显示屏再次滚动显示上一位就诊病人的受理号码;语音音箱再次播放"叮咚 请×××号到××号诊室"。语音播完后,受理号码恢复到当前号码。

③ "叮咚"按钮:接诊医生按次按钮后,LCD 显示屏再次显示该就诊病人的受理号码、当前等待人数不变。此时该诊室显示屏再次显示该就诊病人的受理号码并闪动 10 秒钟;主显示屏再次滚动显示该就诊病人的受理号码;语音音箱播放"叮咚"。

④ "重呼"按钮:接诊医生按"下一位"按钮后,该受理号码的就诊病人没来诊室看病时,可按此按钮对该就诊病人多次呼叫。此时该诊室显示屏再次显示该就诊病人的受理号码并闪动 10 秒钟;主显示屏再次滚动显示该就诊病人的受理号码;语音音箱再次播放"叮咚 请×××号到××号诊室"。

(3) 主控箱性能

① 只与医院分诊排队系统电脑软件配合使用。

② 有一个输入口,五个输出口,配有 RJ45 插座,可连窗口显示屏、主显示屏及叫号器。

③ 有喇叭输出接口,可接有源或无源音箱、吸顶式喇叭。

④ 有音量旋钮,可根据需要随时调节音量大小。

⑤ 有电源开关按钮,可手动开关本主控箱电源。

⑥ 工作电压:AC 220 V(输入);DC 24 V(输出)。

⑦ 尺寸:253 mm×74 mm×233 mm(L×W×H)

(4) 窗口显示屏性能

① 由四位 16×16 点阵(ϕ5 mm)组成,可滚动显示多个汉字。

② 外形由铝合金模具成型制造,表面钛金氧化处理,外形美观、大方。

③ 安装简捷,配有 RJ45 插座,只需一条四芯总线和分线盒相连,检查方便。

④ 显示正在接受诊治的就诊病人的受理号码。当一个新的就诊病人的受理号码被呼叫时,诊室显示屏显示该号码并闪动 10 秒钟,以便该就诊病人找到此诊室。

⑤ 工作电压:DC 15~24 V。

(5) 其他配件

① 分线盒:作用是方便连线。1 个输入口,2 个输出口,配有 RJ45 插座。当窗口数较多时,可通过多个小分线盒将多个诊室显示屏或叫号器连接起来。

② 音箱:与主控箱用一条两芯线连接。功率:15 W。

③ 吸顶式喇叭:可以吸顶安装在天花板上,功能与音箱相同。和主控箱用一条两芯线连接。

三、病房探视系统

1. 一般病房探视系统

图 3.27 所示为其结构性示意图,系统分为探视区、病房区和机房控制区三个部分。

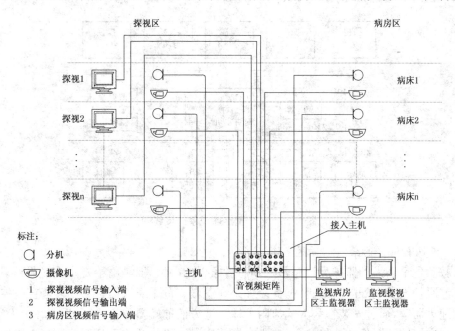

图 3.27 病房探视系统结构示意图

（1）探视区:仅需设置摄像机、话筒及监视器供探视家属使用,该区工作状况由控制机房进行控制。

（2）病房区:可针对病房区病床位置与探视者一一对应,其系统工作也由控制机房进行控制。

（3）控制机房:主要设置音视频主机矩阵及监视器等系统,根据探视者病房病床相对应而进行探视控制。

2. ICU 重症探视系统

为了防止 ICU 重症监护病房内病人的交叉感染及病员的隐私保护,家属、朋友来探望全部需要隔离。为此医院需设家属探视室,家属来探视时可以直接通过摄像机及探视室内的显示屏探视病人状况。设置对讲系统,探视人员可和病人直接对讲、通话。

（1）作用与功能

ICU 又称重症监护室,集中了手术后病人和危重病人,是医院内的特殊病房。随着医疗护理专业的发展、新型医疗设备的诞生和医院管理体制的改进而出现的一种集现代化医疗护理技术为一体的医疗组织管理形式。

ICU 重症探视系统的主要功能有:探视转接功能、探视计时功能、监听插话功能、图像查看功能、主机呼叫分机功能、分机呼叫主机功能、多方通话功能等。

（2）基本原理及组成

在探视廊入口设置门禁和可视分机与护士站进行单向可视对讲,当允许该探视人员进入探视廊时,护士站控制打开入口门禁电子锁。进入探视廊的探视人员在每个病房探视窗口通过非可视对讲与病人进行谈话对讲。

ICU重症探视系统一般由摄像机、护士站的视频切换器、监视器、视频分配器等设备组成。ICU重症探视系统接线图如图3.28所示。

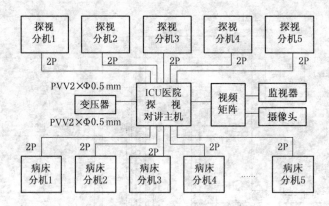

图 3.28　ICU重症探视系统接线图

（3）ICU视频监控管理及远程探视功能

急救和危重病人的监护无疑是最牵动患者家属的心情,但是由于要防止细菌感染,客观上不允许医护人员之外的人员进入,此时如果在急救和危重病人监护室安装电视监控系统,问题则迎刃而解,通过安装在病人病床附近适当地方的前端摄像机,通过设置在护士站的视频切换器进行监视图像的切换显示,病人家属可通过主机将该病人的画面调到主监视器上,病人的精神面貌可一目了然;另一方面通过设置在护士站的摄像机把家属的图像通过视频分配器传输至病人附近的监视器,让病人也能看见家属的图像,同时还可以开启病房呼叫系统,双方可以互相对话,交流感情,有利于病人身体的康复。

系统可实现病人与护士或家属的双向图像传输,结合病房呼叫系统中的对讲功能实现重症监护功能。对讲系统具体情况可参见病房呼叫系统,以下系统着重介绍重症监护系统中的监视部分。

① 系统设计

重症监护系统实际上是区域的视频监控系统,通常设置在抢救室、ICU病区。主要是为了方便医护人员实时观察、了解重症病人的病情,及时根据病情发展情况采取必要的护理或治疗措施;同时也可为意外的医疗纠纷事件提供确切的查询资料。监视器分别设置在护士台,也可(按需)通过医院局域网设置重症监护中心。

探视系统要求人性化设计,在ICU病区设置探视室,实现视频图像切换、对讲等功能。

目前大多数已建成的医院,在设计这个系统时都是按照传统的模拟监控管理的系统构建和实现原理来搭建整个系统,这套系统在长期的医院运行中也被认为是比较实用并满足医院功能要求的。但是在一些新型的即将建设的综合性医院中,也开始考虑采用数字化架构来实现这个系统的搭建,这样做的好处是设备的可变更性和可移动性,对医院的整体就诊环境是一个提升。

一般医院的二层开放型ICU设置有12张病床、过渡ICU和隔离ICU设置有8张病床。这些地方都需要根据实际情况设置重症监护系统以提高对病人的监护能力,同时减轻医生护士的工作量,并能在适当时候为病人家属提供隔离情况下探视病人的途径,提高医院的人性化服务能力。

② 系统设置及控制

a. 前端设置

在每个床位的上方设置 1 台吸顶式半球彩色摄像机,用于提供病人的个人监视图像。暂时根据血透室、ICU 和隔离室的床位数提供 40 台摄像机。病房内病人活动情况的图像都可清晰地传到后端,所有的动作都可在后端控制室内的切换控制设备上完成。

b. 后端设置

考虑到护上监护管理、病人家属探视的方便,同时也考虑到医院的投资,提高系统的性能价格比,因此对于后端控制部分采用视频切换/分配器控制的方式。

病房内每 8 台前端摄像机汇集到 1 台 8 路视频切换器,由其切换后输出至 1 台 21″彩色监视器,护士或病人家属通过它实现对监护病人的监视。根据实际情况,可在一层血透室的护士站设置 3 台 8 路视频切换器和 3 台 21″彩色监视器;在二层开放型 ICU 的监护中心设置 2 台 8 路视频切换器和 2 台 21″彩色监视器;在过渡 ICU 和隔离 ICU 旁的护士办公室设置 1 台 8 路视频切换器和 1 台 21″彩色监视器。

为了在病人家属探望时病人方也能看见家属的情况,可在护士站或家属探望区的监视器旁设置 1 台彩色固定摄像机,其图像输入至视频分配器,然后输出至病人病床前的 14″彩色监视器。另外在这 3 个护士站或护士办公室内设置用来控制相应监视器电源开关的配电箱。

以上设计中如一层的血透室最大可同时提供 3 位病人的家属与病人之间进行交流,实现了病人与家属之间的双向图像传输,双方还可通过病房呼叫系统实现语音方面的联络,对于语音方面的功能则可通过病房呼叫系统来实现。

③ 数字架构的系统设计

数字架构的系统设计,以北京地坛医院作为案例进行说明。

对于 ICU 室而言,一般都为高危病患的监护病房。而对于地坛医院来说,由于主要为传染性疾病就诊,部分监护病房可能收容的仍然是可以正常活动而需隔离的高危病人(如 SARS 病患),一则需要考虑无须探视时病人的隐私安全,安装一个全天候的监视摄像机并不是太适合,二则从安装位置考虑,不适宜安装固定摄像机,而如果每个房间安装一个一体化摄像机,初期投资相对较高。

因此可以考虑采用网络解决病患与探视亲属的双向视频及对话功能;考虑采用移动的设备、房间预留网络接口来实现双向功能。

具体方案:移动式推车,上面安装可调整高度和方向的摄像头、视频服务器、双向对讲腰包以及笔记本电脑。亲属可通过双向对讲腰包与病人通话,也可通过网络看到病人的视频图像。

第五节　计算机网络系统

一、概述

网络系统是一个涉及面广、业务量大的计算机系统工程,是进一步加快信息化建设,提高工作效率的重要举措。系统的实施更有利于加强医院内部的管理和服务水平,系统的建设成败具有极为重要的意义。

对于这样的一个计算机系统集成工程,其项目组织和管理较为庞大和复杂,涉及决策、计划、实施、监督、评价等不断循环上升的管理过程,也是各项管理职能发挥作用的过程。通过采用内部计算机网络及国际互联网等高新技术,实现信息协同处理和资源共享,进一步提高管理水平和效率,为医院提供准确高效的服务,以取得更好的社会效益。我们需要先对项目的系统功能要求和预算做出计划,并对将来项目的社会效果进行各方面评价。在整个项目管理过程中,项目实施是重要的一环,是项目规划的目标,是项目成功的保障,系统集成商有责任、有义务利用自身的管理和技术优势,协助建设单位完满地进行项目实施工作。

1. 网络系统的组成

医院的计算机网络系统由两个网络所组成,即:

(1) 医疗专用计算机网络系统

计算机网络系统是医院内核心网络系统,用于开展日常医疗业务(HIS、PACS 等)的内部局域网,对在平台上交换的信息必须保证安全、可靠、实时、稳定、高速等特点,为两个网络中最重要的一个。

(2) 可以访问 Internet 的计算机外网系统

外网为大楼内部(医生办公室、病房等特殊办公区域)提供连接 Internet 的服务,单独设此网络是为有效与医用专用网的信息进行物理隔离,保证网络安全,确保医院专用医疗业务的正常运行。

2. 系统功能

系统建成后主要实现以下功能:

(1) 为 HIS、LIS、PACS、体检系统应用系统提供一个强有力的网络支撑平台;

(2) 网络设计不仅要体现当前网络多业务服务的发展趋势,同时具有最灵活的适应、扩展能力;

(3) 整合数据、语音和图像等多业务的端到端、以 IP 为基础的统一的一体化网络平台,支持多协议、多业务、安全策略、流量管理、服务质量管理、资源管理;

(4) 医疗信息的安全保护,也是主要的环节,网络的设计不仅要考虑用户与服务器之间的互联互通,更要保护关键服务器的安全和内部用户的安全。

二、系统设计

一般系统分成三个部分,一是内网部分,主要用于内部办公,数据传输,承担整个医疗系统数据的流量;二是外网部分,用于对外连接 Internet;三是设备网部分,主要用于楼层内应用网络设备的互联,如监控系统的编码设备、门禁系统的门禁控制器等。计算机网络系统内网/外网的结构示意图如图 3.29,图 3.30 所示。

系统设计要求如下:

(1) 采用高性能 3 层交换技术,确保网络具备高安全性;

(2) 具备电信级的容错能力,确保网络的高可靠性;

(3) 支持丰富的网络接口类型;

(4) 强化对多媒体功能支持,可满足大流量的多媒体传输需求。

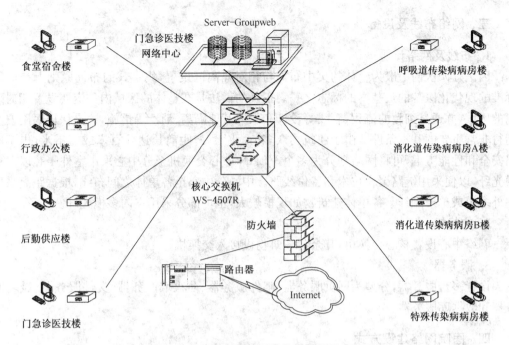

图 3.29 计算机网络系统外网结构示意图

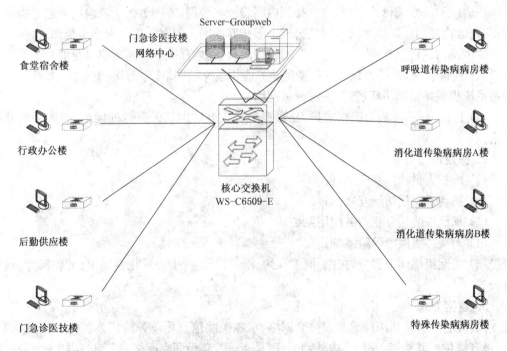

图 3.30 计算机网络系统内网结构示意图

此外,与城域网及 Internet 的连接时,可向电信运营商租用 DDN 专线,还可安装 ISDN 模块,用于链路备份。要确保网络安全,并控制内部用户的访问。

三、网络布线及设备

1. 布线及网络计划

因医疗园区内一般为整体的集中布局与相对隔离区设置,集中式的布局原则上是国际标准的现代化医院的最基本的标志之一。正确的做法是在整体的区域内一定要设置相对隔离的区域,并通过细致的流程、管线等设计和采取其他隔离、消毒等措施,这是保证医院安全运行非常重要的基本条件。由于建筑物众多、大小不一,距离长达几百米或上千米,出于网络安全和性能考虑,可将网络划分为多个 VLAN 中心交换机至分中心采用室外 4 芯以上单模光纤,以便采用链路聚合技术和备份线路。中心分中心至各单体之间布线,根据距离采用室外多模或单模光纤。各单体建筑物如规模较大,也可部分采用室内多模光纤。

2. 交换机

网络中心设置核心变换机,其余各建筑物设接入交换机。

3. 服务器

设置多台服务器,分型为网页服务器、邮件服务器、防火墙服务器、文件服务器、域名服务器和数据库服务器。

四、医院网络建设方式

1. 医院内网与外网

在医院网络系统设计中,经常会提到内网、外网、公网、专网等概念。内网一般是指单位内部、园区内部的计算机网络;外网、公网一般指互联网。但对医院的网络系统而言,内网是指单位内部的关键业务网,通常与互联网物理隔离,是内部人员访问单位自身的业务系统。

(1)医院内网,是指承载医院信息化业务应用系统的网络,为 HIS、PACS、LIS 等医疗业务系统提供基础网络环境,是关键业务网络;

(2)医院外网,是指为医院医护人员、患者提供互联网接入服务的网络,是非关键业务网络。

2. 医院网络需求

(1)医护人员访问互联网;

(2)患者及家属访问互联网;

(3)承载医院信息化业务应用系统;

(4)对接各级医疗保险系统;

(5)医院提供网上服务,包括:网上预约、网上挂号、网上查看化验结果、远程医疗、远程办公等。

3. 建网方式

内外网合一,是指医院只建设一套网络,承载医院信息化业务应用系统,同时为医护人员、患者提供互联网接入服务;内外网分开,是指医院建设两套网络,一套内网用于承载医院信息化业务应用系统,一套外网用于为医护人员、患者提供互联网接入服务。

(1)内外网分开

内外网分开,是指医院的内网和外网物理上分开,科室里面的信息点明确标识内网点、外网点;楼层设备间里面的线缆也分开,接入不同的配线机柜或者同一机柜的不同区域,比如靠上是内网区,靠下是外网区;交换机也分为内网交换机和外网交换机;主干光缆也分内网主干和外网主干;核心交换机、路由器、防火墙、服务器等设备也都全部分开;总之是独立的两套系统。其优点是:

①　内网为关键业务网,仅供相关人员接入,管理得好,安全上较有保障;

②　内外网物理分开,即便内网有些漏洞或者配置失误,不易被人利用;

③　外网滥用,对内网不构成威胁。

其缺点是:

①　布线系统维护较为复杂,由于项目建设完成时,布线系统均已按照当时的需求配线、理线完毕,众多线缆已经捆扎、固定。如果后期想将内网点改成外网点或者将外网点改成内网点,需要重新跳线到相应的内外网交换机,需要重新理线,如果手法不专业,久而久之,必将引起配线乱成团;布线系统维护需要投入更多的人力物力;

②　终端维护较为困难,虽然现在很多项目会用不同的颜色标识内网点和外网点,然后对医护人员来说,仍然可能混淆内外网点,从而出现差错;

③　部分科室人员的计算机需要重复投入,内外网各一台;

④　医院部分业务对互联网用户开放是一种趋势,比如网上预约、网上挂号、网上查看检查结果等,这些需要将数据从内网引入外网,采用什么样的技术手段,既能维持内外网分开的初衷,又能方便地进行数据共享,需要仔细斟酌;

⑤　医院一般都是内网点远多于外网点,由于布线系统设计及日后设备采购、维护的需要,内外网设备系列、型号基本一致,势必导致设备利用率低下,比如某些设备间覆盖的外网点只有几个,然而也需要配备独立的主干光纤、交换机等;

⑥　防火墙、路由器、网络管理软件等部件重复投入;

⑦　内网为关键业务网,但远程维护等相关管理功能比较难以开展,不利于提高系统维护效率。

(2) 内外网合一

内外网合一,是指医院的内网和外网物理上合为一体,只有独立的一套系统,关键业务和非关键业务混杂在一起。

其优点是:

①　布线系统维护简单,信息点功能改变时只需在交换机上调整,不需改动物理线路;

②　不存在内外网数据共享困难的问题;

③　终端用户面对一张网络,无需区分内外网,避免混淆问题;

④　防火墙、路由器、网络管理系统等关键设备,无需分开投入,成本较低,设备利用率较高;

⑤　网络设备维护较为方便,特别是远程维护更加容易开展,可以灵活开展多种系统维护工作。

其缺点是:

①　需要提高故障处理效率;

②　计算机病毒防范要求更高;

③　计算机木马泛滥,需提防对医院业务系统有意/无意侵害;

④　网络安全需要投入更多精力;

⑤ 业务系统混杂在一起,由于接入互联网的终端可能引入病毒、木马等安全隐患,需要网络管理部门加大在网络安全方面的投入,并对业务系统的安全隔离做更加细致的工作;需要大量访问控制列表,而访问控制列表的编写、测试、改动是个令人头疼的事情;

⑥ 外网滥用,可能在安全、性能上对业务系统造成压力。

五、Y 型架构

综合以上分析,一种对内外网合一优化的架构成为 Y 架构,为医院网络建设提供了一种可选方案。

1. Y 型架构的特点

(1) 解决网络建成后,后续维护造成布线系统混乱的问题;

(2) 减少网络需求变更对布线系统的改动;

(3) 减少维护人员的简单重复工作量,使维护人员有更多精力投入网络应用保障工作;

(4) 在不考虑电磁辐射等物理层面的安全问题前提下,提高医院业务系统的安全性并减少医院投入;

(5) 规避物理隔离的概念,解决内外网之间信息共享与安全隔离的矛盾;

(6) 医护人员的日常业务工作,对互联网依赖性比较小,因此对分布接入层的性能需求较低,不会对内网性能需求产生太多影响;

(7) 行政办公及后勤人员的日常工作对互联网依赖性相对较大,但该区域的医护人员较少,对内网性能需求较低,综合起来对分布接入层的性能影响不会太大;

(8) 外网出口一般以 10/100 M 为主,分摊到全院,各网络主干上的外网数据流不会太大,对千兆/万兆主干来说,比例很小,不会成为网络拥塞的关键因素;

(9) 外网依附在内网上,内网是主导。

2. Y 型架构的组成

(1) 水平布线

Y 型架构的综合布线系统只需一套,从这点来说,类似内外网合一的架构。综合布线系统设计时按需求进行内外网信息点布点,并分开统计,工作区的点位可以使用可变标签标识内外网,在后续使用过程中,变更量不会太大,内外网信息点进行标识更容易维护。IDF 水平布线打线时,内外网分开但又连成一体,先内网后外网,这样内外网点位集中,方便识别、维护,交换机端口配置比较清晰。

(2) 主干布线

Y 型架构中,内网是主导,主干布线系统以内网需求为准进行设计,内外网数据合用主干线路。

(3) 接入层

Y 型架构的接入层交换机内外网合用,以该 IDF 的内外网信息点合计数量来设计接入交换机数量,并以内网的需求来设计 IDF 上联端口。

接入层交换机的管理 VLAN 归入内网,根据内外网信息点跳线的情况,将相应的交换机端口归入各自的内外网 VLAN,即通过 VLAN 号区分内外网。

内外网信息点功能变更,比如外网点改成内网点或者内网点改成外网点,物理上不需要改动,仅需将该信息点所在交换机端口所属的 VLAN 号进行相应的变更即可,从而避免内外网分开引发的弊端。

（4）汇聚层

Y 型架构的汇聚层交换机内外网合用，通过 VLAN 号区分内外网，交换机管理 VLAN 归入内网，以内网的需求来设计汇聚交换机的配置、性能、上联端口和下联端口等。

当内网规模较大，需要做三层汇聚是，仅允许内网 VLAN 在汇聚交换机终结，外网 VLAN 号只能从汇聚交换机透传，不允许在此终结。

（5）核心层

Y 型架构需要将内外网核心分开，以内网的需求来设计内网核心层的架构、设备性能及配置等，以外网的需求来设计外网核心层的架构、设备性能及配置。

为了解决内外网信息共享问题，需要在核心层考虑信息共享的方式及技术，据此调整内外网核心层设备的清单、配置，比如外网 VLAN 号需要从内网核心交换机透传到外网核心交换机，必然导致内外网核心交换机之间需要互连，而需要增加相应的模块、端口、线缆等。

核心层的关键点在于分离并终结内外网的 VLAN。内网核心交换机允许内网 VLAN 终结，而仅允许外网 VLAN 透传，不允许外网 VLAN 终结。内网核心交换机与外网核心交换机互连的端口，仅允许外网 VLAN 通过。外网核心交换机仅允许外网 VLAN 进入并终结。

（6）IP 规划

Y 型架构的 IP 规划，需要做两套，一套内网，一套外网，从这个层面讲，类似于内外网分开的架构。内外网的 IP 规划，参照内外网分开的架构，各自按自己的需求进行，需要注意的是，内网 IP 规划，覆盖接入层、汇聚层、核心层设备，而外网 IP 规划仅限于核心层，汇聚层、接入层仅为外网数据提供二层通道。

从 OSI 七层模型上看，内外网仅在物理层合并，数据链路层及以上均隔离，内外网不能直接通信。

六、无线局域网（WLAN）

无线局域网（Wireless Local Area Networks，WLAN）是利用射频（Radio Frequency，RF）技术，取代旧式碍手碍脚的双绞铜线（Coaxial）所构成的局域网络，是一种十分便利的数据传输系统，如图 3.31 所示。所用硬件设备有：

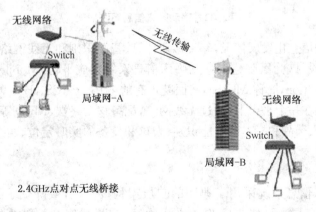

图 3.31　WLAN 构成示意图

（1）无线网卡。无线网卡的作用和以太网中的网卡的作用基本相同，它作为无线局域网的接口，能够实现无线局域网各客户机间的连接与通信。

（2）无线AP。AP是Access Point的简称，无线AP就是无线局域网的接入点、无线网关，它的作用类似于有线网络中的集线器。

（3）无线天线。当无线网络中各网络设备相距较远时，随着信号的减弱，传输速率会明显下降以致无法实现无线网络的正常通信，此时就要借助于无线天线对所接收或发送的信号进行增强。

现以银江股份有限公司的移动临床信息系统解决方案为例进行介绍。

银江移动医疗解决方案基于移动计算、智能识别和无线网络而设计，实现医护移动查房和床前护理、病人药品和标本的智能识别、人员和设备的实时定位、病人呼叫的无线传达功能等。系统不仅可以帮助医院优化流程、提高医疗效率，同时可以帮助医院实现"以病人为中心"的管理理念。

银江移动临床信息系统是为满足医生和护士临床服务而推出的，系统以无线局域网络为平台，充分利用HIS的数据资源，以移动计算和条码识别为核心，实现电子病历移动化。主要功能有移动查房、病人身份和药物的条形码核对查询和管理、检验报告查询、医嘱的开立与执行等临床诊疗护理项目。

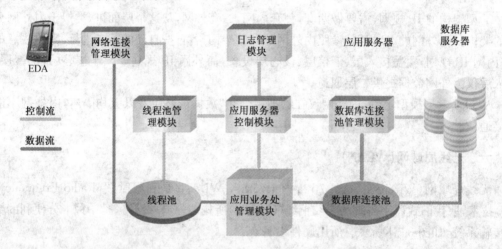

图3.32　移动临床信息系统框架

据医院目前的信息化发展情况，基于移动计算、智能识别和无线网络等基础技术，采用先进的SOA架构设计，为医院建设移动临床信息系统集成平台（Mobile Clinical Information System Integration，简称MCIS），将医院现有的HIS、PACS、EMR、LIS、心电监护等医院信息系统集成在一个平台上，通过无线网络，配备移动终端、RFID等，实现医护移动查房和床前护理、病人药品和标本的智能识别、人员和设备的实时定位、病人呼叫的无线传达功能等功能。

1. 系统架构

银江移动临床信息系统采用了典型的三层架构设计，有效降低了开发和维护成本，各层业务相对独立，层次清晰。客户端采用瘦客户机，对客户端计算能力要求不高，与PDA的特点相符。同时应用服务器能适应大规模和复杂的应用需求，可适应不断变化的业务需求,访问异构数据库实现简单,能有效提高系统并发处理能力,还能有效提高系统安全性。

应用服务器采用线程池、传输压缩技术等多项核心技术,因此银江无线医护工作站具有明显的快速响应性能和规模可扩展性。

2. 基本功能

(1) 医生工作站

医生工作站主要提供给医生使用,可以满足医生查房时的所有工作需求。医生工作站系统可以部署在移动数据终端 MC50 上,也可以选择在移动临床助手 MCA 上进行部署。

① 信息查询:可查看病人住院信息,如床号、姓名、住院号、费用、病情、诊断、主管医生等,也可查看病人体特征信息,包括病人体温、脉搏、呼吸、血压、出入量、体重等。

② 开立医嘱:医生可输入医嘱内容、选择医嘱使用频次、输入药品规格等,也可停用医嘱或作废医嘱。

③ 医嘱查询:可查看病人自入院以来的所有医嘱内容,并分不同颜色显示。

④ 报告查询:医生可以查看病人的检查、检验结果详细信息,异常结果将以红色显示。

⑤ 特色功能

——查看病历:医生可使用 EDA 查看病人的病历,包括病案首页、病程记录等;

——支持医嘱本及套餐医嘱:在病人全部医嘱界面,增加医嘱本选项,并支持套餐医嘱;

——支持随访及医疗分组:支持一个医生主治多个科室的病人;

——便签及录音功能:增加便签功能,方便医生在床旁记录文本信息及语音信息;

——发送短信:单独发送、群体发送、全病区发送、查看历史信息;

——条码或 RFID 应用扩展(病人标识识别系统)。

(2) 护士工作站

护士工作站是提供给护士使用的,可以满足护士日常的所有工作需求,护士工作站部署在移动数据终端 MC50 上。

① 信息查询:护士可通过 EDA 上实时查看病人的基本信息,并以显著的方式标明病人的护理等级、病情状况以及是否发烧等相关信息。

② 生命体征录入:护士能够通过 EDA 在病人床旁实时采集记录病人的体温、脉搏、呼吸、血压、出入量、神智信息等各项指标。

③ 医嘱执行:护士能够通过 PDA 在病人床旁执行医嘱。

④ 全科体征智能提示:能够根据病人的护理等级、危重状态、发烧及手术等具体情况,并结合医院的规定,自动动态计算出病人需要测量体征的时间点。

⑤ 报告查询:能够查看病人的检查申请情况、检查和化验结果。

⑥ 入院评估:护士能够手持 PDA 在床旁对入院病人进行评估工作。

⑦ 健康教育:能够手持 PDA 在床旁对入院病人进行健康教育工作。

⑧ 特色功能:

——各不同科室可以根据自身的要求自定义生命体征录入界面、参数等配置信息;

——支持在护士站打印佩戴于住院病人手腕上的腕带;

——腕带系统具备可扩展性及开放的接口,支持医院后续其他应用;

——可以根据医嘱执行频次对医嘱自动进行分拆;

——可以根据医嘱的执行途径分类显示;

——可以为病人输液类药品打印二维条码标签;

——执行医嘱时,记录医嘱的执行时间、执行护士等信息,为日后的医嘱执行记录查询提供有效数据;

——用户可以根据医院的规定对体征测量规则进行自定义配置;

——用户对评估项目可灵活配置,方便日后的维护;

——用户可对健康教育项目及内容灵活配置,方便日后维护。

七、Wi-Fi

Wi-Fi 是一种能够将个人电脑、手持设备(如 Pad、手机)等终端以无线方式互相连接的技术。Wi-Fi 原先是无线保真的缩写,Wi-Fi 英文全称为 wireless fidelity,是当今使用最广的一种无线网络传输技术,也是一种无线联网技术。常见的就是一个无线路由器,实际上就是把有线网络信号转换成无线信号,那么在这个无线路由器的电波覆盖的有效范围内都可以采用 Wi-Fi 连接方式进行联网。

无线网络的基本配备就是无线网卡及一台 AP,如此便能以无线的模式,配合既有的有线架构来分享网络资源,架设费用和复杂程度远远低于传统的有线网络。

AP 为 Access Point 简称,一般翻译为"无线访问接入点"或"桥接器"。它主要在媒体存取控制层 MAC 中扮演无线工作站及有线局域网络的桥梁。

1. 无线局域网实时定位系统

无线局域网实时定位系统(Wi-Fi RFID RTLS)结合无线网络、射频识别(RFID)和实时定位等多种技术,在覆盖无线局域网的地方,系统能够随时跟踪监控各种人员,并准确找寻到目标对象,实现对人员的实时定位和监控管理。定位原理如图 3.33 所示。

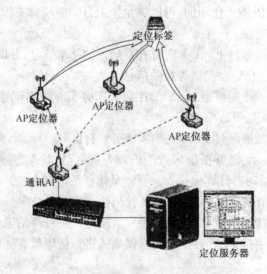

图 3.33　Wi-Fi RTLS 定位原理图

（1）组成

无线局域网实时定位系统由定位标签、无线局域网接入点（AP）和定位服务器组成。

（2）工作原理

定位标签或者无线设备周期性地发出无线信号，AP接收到信号后，将信号传送给定位服务器，定位服务器根据信号的强弱或信号到达时差判断标签或无线设备所处位置，并通过电子地图显示。系统工作原理如图3.34所示。

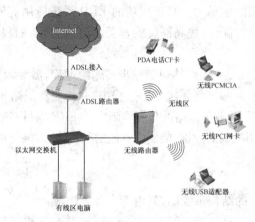

图3.34 无线局域网实时定位系统工作原理图

2. 实时定位系统在数字化医院的应用

（1）母婴管理。如用腕带标签进行母婴配对、与摄像监控联动防止婴儿被盗等。

（2）特殊病人管理。病人佩戴电子标签后，可定位实时位置，一旦出现紧急情况可及时救援；与门禁、监控系统联动，可对传染病患者进行隔离管理，防止精神病人走出安全范围或离开医院等。

（3）医疗设备管理。如急救设备（呼吸机、输液泵、急救手术器材、输氧装置等）装配上电子标签，可实时位置查询，不至于因为寻找设备而耽误病人的抢救。

（4）特殊药品监管。如对外界环境要求高的药品的管理；对药品有效使用时间的管理等。

（5）医护人员的管理。如即时寻找到医生，以免耽误病人的抢救等。

（6）医疗流程的管理。如门诊输液等。

第六节 医院资源计划系统

一、概述

数字医院管理的科学化、规范化、精细化已成为提升医院管理和创新水平的极为重要的因素之一。医院资源计划（ERP）系统即应运而生，它能够帮助医院加强管理能力，包括提高组织之间的协调和协作能力，加强资产设备管理，加强物资、医材和药品的库存管理和采购管理，实现预算管理、成本管理，提升绩效管理能力，降低运行成本和减少浪费，提升医院科学管理和科学决策的水平,进而优化医院的流程,提高病患满意度。

医院资源计划(ERP)分成三个层次:

(1) ERP 是带动 IT 转型的驱动力。可以通过医院资源计划(ERP)系统与现有系统的有效整合,使得信息技术对业务提供强大的支撑能力。

(2) ERP 是流程优化的驱动力。可以实施来改进医院的采购、财务流程,加强医院的成本管理,提升医院的管理效率。

(3) ERP 是医院转型的驱动力。真正成功的 ERP 系统应用能够从战略、流程、人才和技术等多个方面强化医院的优势,提高医院的资源配置能力,从而提高效率,降低成本和避免不必要的浪费。

实施医院资源计划系统是一个总体规划分步实施的过程,需要领导和管理医院的高层领导要具有强烈的管理意识,并参与到系统实施过程中,并与业务战略相结合,把医院的业务战略与 ERP 实施结合在一起,从业务战略的角度清晰定义 ERP 项目实施的深度和广度;该技术与医院原有系统整合,使用准确的数据;能实施有效的项目管理,保证项目成功实现。

二、系统结构

图 3.35 为 ERP 系统的结构示意图,其由三个部分组成:

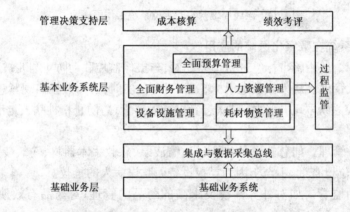

图 3.35 医院 HRP 的结构图

(1) 第一部分(最底层),称为基础业务层,它的主体是医疗业务系统(HIS、CIS 等)、教学科研管理系统等具有实体性的业务系统,以及各类直接录入数据的数据采集系统。

(2) 第二部分(中间层),称为基本业务系统层,它包括医院人、财、物管理系统以及过程监管系统。这一层的功能模块是 HRP 的核心,也可称为 HRP 的核心层。

(3) 第三部分(最上层),称为管理决策支持层,它的主要功能模块是支持医院不同层级管理调控用的成本核算和综合绩效考评系统。这个系统完全是利用下边两层所产生的数据,按照医院管理者的要求,按照制定好的指标体系和分配权重,经过加工计算,提取出供各级管理者调控用的信息。

三、功能

经过全面整合,ERP 系统可实现医院各系统之间的互联互通、数据共享,构成支持整个医院管理调控的平台。

尽管医疗业务系统是医院里主要的信息系统,但就目前需求来说,相对于支持整体运营平台建设来说,它的主要作用是提供患者流转数据、医疗收费数据、药品和医疗物资消耗数据以及一切与成本绩效有关的数据,所以,在这里仍然把它放在基础业务系统中。当 HIS 系统和 HRP 系统向更高的智能化方向发展时,HIS 和 HRP 之间肯定会产生双向通信。

需要特别提到的是,所有职能部门发生的业务数据,凡与财务有关的数据均以资金流的形式传入财务系统,以便在数据准备齐全的基础上,经过加工处理,完成全成本核算和综合绩效考评,构成一个完整的以经济为主线的整体运营管理支撑平台。

HRP 系统基本业务层贯彻了"以预算为主线,以财务为核心,贯穿整个医院的人、财、物管理"的指导思想。它的核心子系统包括全面预算管理、财务管理、物资耗材管理、固定资产(设备设施)管理、人力资源管理等五个系统,另加一个过程监管系统。这一层中的功能系统是医院"后台"信息管理的主体。

各个子系统的系统功能、有关的业务流及实现思路如下:

1. 全面预算管理系统

全面预算管理系统实现预算编制、预算控制、预算分析与考核等功能。其重要作用在于对预算的执行控制。

2. 财务管理系统

财务管理系统主要实现:①凭证管理;②账簿管理;③结账和报表;④统计和汇总;⑤资金管理;⑥银行对账;⑦系统设置。

3. 物资耗材管理系统

物资耗材管理系统包括采购、验收、入出库、库房盘点、价格调整等作业的全过程管理。它们的请领支出将受预算控制。

4. 固定资产管理系统

固定资产管理系统包括:①资产设置;②资产需求计划审批;③资产采购管理;④资产验收入库;⑤资产变更管理;⑦资产盘点;⑧折旧计提;⑨账表。

5. 人力资源管理系统

人力资源管理系统包括:①建立人力资源计划;②人事信息管理;③综合绩效;④学习与创新能力。

第四章

数字化手术室系统

手术室（Operating Room，简称 OR）是医院的核心医疗场所，它将控制技术同医学技术高度相融合，是当代医学发展前沿阵地。随着医学技术、工程技术飞速发展，手术室的建设日趋智能化、信息化、技术多元化，这是现代新型手术室的特点。净化技术、医学装备及医疗管理均已数字化，则称之为数字化手术室，它已成为手术室发展的必然趋势。

第一节　现代手术室的分类

外科医疗设备发展决定了手术室的多样性。

工程技术的发展，推动外科医学技术的发展，手术设备日新月异，千差万别，则要求建设不同功能的手术室，与手术设备相配套，手术室的建设必须满足手术设备的功能要求。手术室的多样性是现代手术部的特点，也是医院现代手术室发展的方向。

由于手术室的多样性，为了概括当今的所有手术室，只能采取多种分类方式。

一、手术室按医疗专科分为八类

（1）普外手术室；

（2）骨科手术室；

（3）妇产科手术室；

（4）脑外科手术室；

（5）心胸外科手术室；

（6）泌尿外科手术室；

（7）烧伤科手术室；

（8）五官科手术室。

由于各专科的手术往往需要配置专门的设备及器械，因此，专科手术间宜相对固定。

二、手术室按空气洁净度分为五类

（1）Ⅰ类手术间（无菌层流手术间）：主要接受颅脑、心脏、关节置换、脏器移植等手术。

（2）Ⅱ类手术间（无菌手术间）：主要用于骨科、普外整形外科中的一类伤口手术，如脾切除手术、闭合性骨折切开复位术、眼内手术、甲状腺切除术等无菌手术。

（3）Ⅲ类手术间（有菌手术间）：用于胸外科、耳鼻喉科、泌尿外科和普外科中除一类伤口的手术，如胃、胆囊、肝、阑尾、肾、肺等手术。

（4）Ⅳ类手术间（感染手术间）：主要接受阑尾穿孔腹膜炎手术、结核性脓肿、脓肿切开引流等手术。

（5）Ⅴ类手术间（特殊感染手术间）：主要接受绿脓杆菌、气性坏疽杆菌、破伤风杆菌等感染的手术。

三、手术室按空气净化技术分为四类

由于工程技术的发展，手术室空气净化技术出现了多元化，空气洁净技术获得了大面积推广，紫外线循环风、低温等离子杀菌、PHI消毒等高新空气净化技术逐渐获得应用，并显示出了自身的技术优势。

1. 洁净技术手术室

采用微电子工业中广泛使用的"空气洁净技术"，利用风机压迫空气穿过多级过滤器，以科学的气流形式在，循环送入手术室内使用。以除尘方式实现除菌，除尘是过程，除菌是目的。由于技术成熟，除尘除菌效果明显，洁净技术手术室获得广泛应用。只能除菌，不能灭活，过滤器须定期更换。在"大风量"、"高阻力"状态下运行，导致洁净手术部产生了"建设高投入"、"运行高能耗"、"设备大空间"的三大建设瓶颈。滤菌技术同杀菌技术相结合，是医用洁净技术发展的新途径。

2. 紫外线循环风手术室

采用循环风紫外线动态杀菌技术，是紫外线杀菌技术同空气洁净技术相结合的一种灭菌方式。循环风紫外线技术是将灭菌后洁净空气，循环送入手术室内，它采用洁净技术的气流形式，但将三级过滤，简化为两级过滤（保留初、中效过滤器）。风量小，阻力小，能耗小。可明显减少医院建设投资和运行费用。既能除菌，又能灭活，弥补了洁净技术手术室不能灭活的不足。

2008年5月荷兰科学家发明的巴斯特空气灭菌管，在紫外线循环风手术室获得了成功应用，它产生的高强度UVC紫外线可瞬间杀灭全部微生物，包括细菌、真菌、病毒和芽孢，真正实现空气无菌的效果。

循环风紫外线动态杀菌系统已获得了成功应用，加强对气流形式的分析研究是当务之急。

3. 低温等离子净化手术室

低温等离子灭菌技术创始于20世纪60年代，是继甲醛、环氧乙烷和戊二醛等低温灭菌技术之后又一新型的低温灭菌技术。等离子体习惯上称为物质的第四态，或称为"超气态"，它和气体性质有很多相似之处。由于等离子体具有杀灭细菌、真菌、病毒，并能减少和消除环境异味，已在手术室、ICU病房等许多医疗环境获得了应用。

医疗环境所使用的低温等离子发生器，采用对气体施加脉冲电磁场，获取低温等离子。它每秒钟输出几十亿个杀菌离子，弥漫在手术室、ICU病房的空气中，迅速包围和杀灭空气中的各种微生物，可轻松创造空气微生物为"零"的生物洁净环境。

低温等离子发生器所产生的离子气体，不带有臭氧等有害气体，其负离子对人体健康有利。因此，可在手术室等医疗环境中动态使用。

等离子空气的活性组分，带电粒子可以将有害气体包括TVOC、甲醛、苯等许多化学污染气体化合成无害气体，减少和消除房间异味。

上海肺科医院、郑州市人民医院等许多单位都成功地应用了这一新技术，采用离子灭菌

技术的医疗器械已面世,如医用层流空气净化消毒机已进入临床试用。

4. PHI 消毒技术手术室

采用高强紫外线和稀有金属发生催化反应,产生氧化性粒子,杀灭空气中的细菌、病毒,并除去空气中异味。

PHI 净化技术在宽光谱灯和多种稀有金属催化的综合作用下产生自由基、负离子、过氧化物等 PHI 净化因子。通过空气扩散及流通,主动捕捉室内空气中的有害污染物。

PHI 净化因子,能够快速杀灭空气中超过 99%的细菌、病毒和真菌并可以分解 VOC 气体和异味,同时生成的负离子还可以消除空气中的悬浮可吸入颗粒物。

PHI 技术是一种免维护,无需耗材,无噪音的环境友好型空气净化设备。最小功率仅有 8 W,寿命 25 000 h,已开始在病房和手术室中使用。PHI 技术正处在探索、完善、推广的阶段。

四、手术室按配置的医学装备分为八类

(1) 一体化手术室;

(2) 复合型手术室;

(3) MRI 导航手术室;

(4) 杂交手术室;

(5) 机器人手术室;

(6) 数字减影手术室;

(7) 数字化手术室;

(8) 常规手术室。

一体化手术室、复合型手术室、MRI 导航手术室、杂交手术室、机器人手术室、数字减影手术室各自配置专用的高新医疗设备,这些手术室均属于现代新型手术室。

数字化手术室是一种概括性总称,表示这类手术室的空气净化技术、手术装备、医疗管理均已数字化。它实现 HIS/PACS/RIS/LIS/EMR 同手术室的集成,让信息更加畅通,使手术医生的工作更加便捷准确。

常规手术室也是一种概括性总称,表示这类手术室配置的是通用型的常规医疗设备,如无影灯、手术台、吊塔、呼吸机、心电监护仪、自动血压监测仪、中心吸引装置、中心吸氧装置、体外除颤器、麻醉机,以及腹腔镜、关节镜、手外科显微镜、眼科显微镜等。

第二节 手术室建筑智能网

一、手术室建筑智能控制网的功能

1. 网络特点

医院手术室是医疗的特殊场所,它将控制技术同医学技术高度融合,是当代医学发展前沿阵地。手术室建筑智能控制网不同于门诊楼、医技楼、病房楼三大主体建筑的智能控制网络系统,为了满足各自不同的需求,避免相互干扰,每间手术室应独立设置智能控制网。各自独立监控,但可集中监视。这是手术室建筑智能化系统的特点。详细见图 4.1 手术室智

能控制网结构框图。

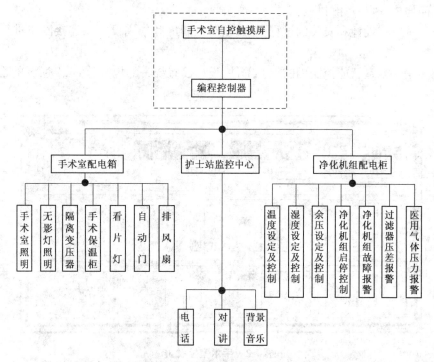

图 4.1　手术室智能控制网结构框图

手术室智能控制网由手术室自控触摸屏、手术室配电箱、净化机组配电柜、护士站监控中心等四部分组成。自控触摸屏是网络的核心,手术室配电箱、净化机组配电柜、护士站监控中心是网络的结点。自控触摸屏同结点通信,控制和显示各结点工作状态,为手术现场医护人员管理手术室提供方面。各结点具有双工特性,也可以脱离触摸屏直接控制所管理的下属设备。

2. 网络监控范围

现代手术部应包括手术室、设备层、护士站、更衣室、复苏室等。手术室空气洁净度、温度、湿度、静压、新风量、噪音、供电网络对地电阻都应严格监视和控制;设备层空调净化机组各级过滤器的压差,风机供电频率及转速,电动阀门开启度,新风、送风、回风的温湿度,表冷器进水、回水的温度。上述参数既要现场控制又要中心监视。手术部使用面积很大,监控参数多,采用智能建筑技术集成以后,成为严密的整体上升为建设医疗设备,因此建筑医疗设备是构成现代手术部的基础,现代手术部属于典型的建筑医疗设备。

手术室所使用的设备,其被调节和控制的参数,应集中在一个小型屏幕上进行集中显示和操作,这有利于医生和护士对手术室的管理。控制屏已成为现代手术室必备的设备之一,在现代手术室中,控制屏趋向面积大,显示醒目,功能完善。洁净手术室在设计和安装的过程中,必须对控制屏和外围设备的连接网络进行周密的设计。

二、网络核心——手术室控制屏

自动控制触摸屏每间手术室配置一套,安装在手术室内醒目和操作方便位置。手术室所使用的设备,其被调节和控制的参数,应集中在控制屏上进行集中显示和操作,这有利于医生和护士对手术室的管理。控制屏已成为现代手术室必备的设备之一,在现代手术室中,控制屏趋向面积大,显示醒目,功能完善。

洁净手术室在设计和安装的过程中,必须对控制屏和外围设备的连接网络进行周密的设计。

控制屏是手术室智能控制网的核心部件,设计没有统一的规范,图 4.2 所示的是现行使用产品之一。

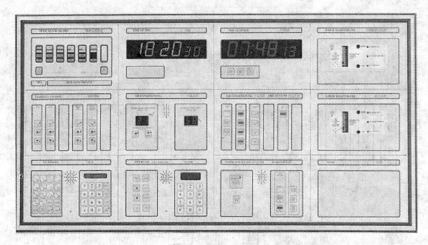

图 4.2 手术室控制屏

手术室控制屏分两大类:触摸屏和按键屏。触摸屏属于智能型的控制屏,系统内具有编程控制功能,可取代 DDC(数字现场控制器),直接和现场设备相连接,便于实现手术部集中监视,适合大型手术室使用。按键屏采用智能仪表组合,取舍方便,控制直观,适合一般手术室使用。

手术触摸控制屏有如下五项功能:

(1)显示功能:显示当前时间、手术时间、麻醉时间;显示手术室内的温度、湿度等空调参数;显示风速、室内静压等空气净化参数。

(2)预置功能:预置手术室内的温度、湿度,预置净化空调机组的送风量,手术和麻醉时间预置,发出时间提醒信号。

(3)控制功能:控制净化空调机组启/停和风机转速,控制手术室排风机、无影灯、看片灯、照明灯以及摄像机、对讲机、背景音乐等,将手术室内的所有设备都集中在屏上进行管理。

(4)报警功能:对手术室内各类监视参数都具有超差报警功能,如医用气体压力,过滤器压差,空调净化机组故障,供电故障等。

(5)查询功能:对手术室内的温度、湿度、洁净度、医用气体压力、过滤器压差、室内余压、机组故障、电源故障等运行状态进行记录,以供历史查询,既可指导维修,又有益于手术事故的分析。特殊功能手术室都希望具有这一技术。

三、网络结点——空调净化机组配电柜

空调净化机组配电柜是空调净化机组、新风机组的现场控制设备,也是手术室建筑智能控制网的结点。机组数量多,监控参数复杂,一般安装在设备层或手术部机房内。

空调净化机组配电箱内安装有 DDC(数字现场控制器),它直接同手术室控制屏通信,检测和控制净化空调机组,见图 4.3。

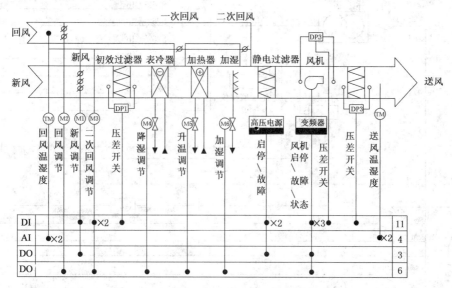

图 4.3 配电柜同空调净化机组联结框图

四、网络结点——手术室配电箱

每间手术室配置一套配电箱,它也是网络结点。由于体积较小,安装在手术室外墙内,检修门必须设在污物走廊一侧,为维修提供方便,见图 4.4 手术室配电箱实物图。隔离变压器通常安装在手术室配电箱内,也可采用专用箱体安装在就近位置。图 4.5 为手术室配电箱电气系统图。

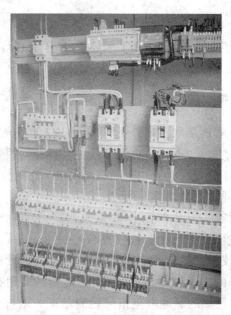

图 4.4 手术室配电箱实物图

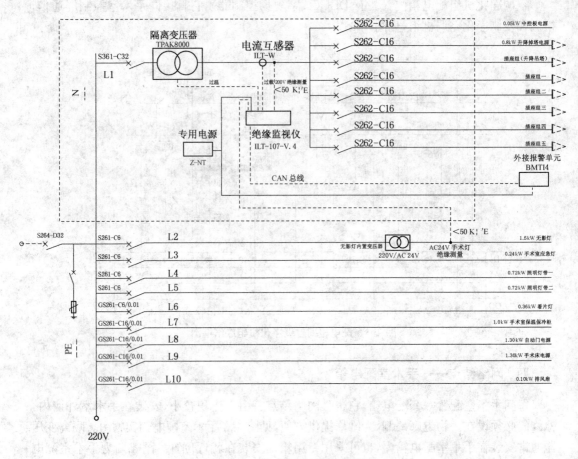

图 4.5　手术室配电箱电气系统图

手术室配电箱控制室内多种电器设备有：

① 照明灯带 1 组；②照明灯带 2 组；③手术应急灯；④无影灯；⑤看片灯；⑥自动门；⑦保温柜；⑧手术床电源；⑨排风扇；⑩隔离变压器。

五、网络终端——隔离变压器

从图 4.1 可知,手术室智能控制网具有众多的终端,功能各异。

医院配电系统有自身的要求,不同的功能区域,采用不同的制式供电。为防止微电击,手术室等特殊医疗区采用不接地配电方式——隔离供电。它的核心设备是隔离变压器,是手术室建筑智能控制网的重要终端。

1. 在线绝缘监视仪功能

在隔离供电 IT 系统中,在线绝缘监视仪是核心关键设备,由于在线测试,技术要求高,图 4.6 为线绝缘监视仪框图。该设备采用先进的自调整脉冲测量技术,在隔离变压器输出的两线间施加微弱的连续脉冲信号,利用恒流源的高阻抗特性,对系统的隔离不会造成影响。通过施加一已知的脉冲电流信号后测量试验阻抗两端的电压降,如果试验阻抗中已有电流流过,则施加的脉冲信号必须译成某种形式的编码,这样就可以测定对应的电压降。用此方法测量得到一条线路对地的阻抗值是与隔离系统与地之间所有阻抗并联值相等的,因此在发生故障时,只要考虑一条线路与地之间的电压,就可以计算出流过的故障电流。

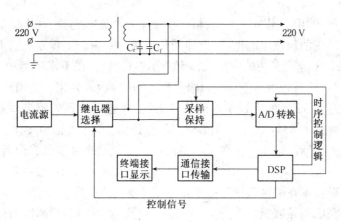

图 4.6　在线绝缘监视仪框图

因为系统中对应的阻抗包括纯阻性和感抗及分布电容产生的容抗,阻抗在 50 Hz 频率及其他频率范围的阻抗值是不断变化的,利用此技术可有效消除电网中的分布电容等其他外界因素的干扰,既不影响 IT 系统的完整性也不受外界因素的影响,能真实准确测量 IT 系统中实际的漏电流数据。

采用高速 DSP 运算处理器进行动态在线数据处理,实时显示测量数据在 5 mA 时报警,并能提供远程外接报警显示功能。直接将在线绝缘监视仪和隔离变压器安装在一起,利用网络通信技术将主机的测量报警信息通过网络也可传递到若干终端显示观察,避免了有时需将在线绝缘监视仪与隔离变压器的安装有较长的连线的问题,解决了连线上分布电容对仪器测量的准确性和对 IT 系统的影响。

在线绝缘监视器还能监视 IT 系统的负载电流和隔离变压器的温度,防止线路过负荷等情况。

参照国际 IEC 标准,在线绝缘监视仪内阻不小于 100 kΩ,测量电压不大于 25 V,测试电流不大于 1 mA,IT 系统对地绝缘电阻小于 50 kΩ 时,有相应显示。如果在线绝缘监视仪与电源系统或大地的连接中断,应有相应的显示报警。

还会推出在线绝缘故障定位检测系统,能有效快速找出 IT 系统中的故障点,为方便排除故障提供有效的手段。

2. 隔离供电系统(IT 系统)主要组成

隔离供电系统由隔离变压器、监测器(绝缘、负荷、温度)、报警器、互感器、测试信号发生器、专用电源等部件组成。隔离变压器通常安装在手术室配电箱内;绝缘、负荷、温度监测器安装在手术室配电箱内,用以检测隔离供电系统对地绝缘阻抗、隔离变压器负荷电流、工作温度,是保证系统安全运行的关键设备;报警器安装在手术室内,用以显示隔离供电系统故障和工作状态。

<h1 style="text-align:center">第三节　洁净手术室</h1>

上世纪五十年代,由于微电子工业、精密机械工业的发展需要,产生了空气洁净技术,这项提供洁净空气环境的新技术问世后,立即受到了医学专家和工程专家的重视,首先在药品生产和制剂配制中获得了成功的应用,并研制洁净手术室,在手术环境中进行试用。1966年,世界上第一间层流洁净手术室,在美国巴顿纪念医院投入使用。英国廷顿医院矫正专家查理(Charile)通过对 12 年的大量手术的统计表明,普通手术室的感染率达 8.9%,而洁净手术室感染率下降到 0.6%,空气洁净技术在降低手术感染率方面取得了明显效果,使手术室建设发展到了一个新阶段——洁净手术室阶段。空气洁净技术已成为当前手术室空气净化的主流技术。

由于空气洁净技术在临床医学工程中取得了上述成果,我国政府、医学界、工程技术界对空气洁净技术在医药领域应用十分关注。上世纪八十年代初,我国医药行业制订了"药品生产管理规范",贯彻联合国世界卫生组织 WHO 提出的药品优良生产的常规规范 GMP(Good Manufacturing Practice)。在该规范中,对药品生产条件和生产环境作出了严格规定,单独制订了大输液 GMP,规定了生产环境的空气洁净度,其中灌装、封口等工艺的工作环境,其空气洁净度,必须在局部 100 级的环境中操作。为贯彻实施 GMP,全国各地医院对大输液生产进行改造,对生产环境进行空气净化处理,空气净化的观念,净化的技术,引进了我国医药卫生行业,特别是引进了医院的建设,这为我国洁净手术部的建设工作奠定思想和技术基础。在大输液 GMP 实施的同时,我国政府、医学界、工程技术界对洁净手术室的建设十分重视。1986 年中国人民解放军总医院在国内率先建立了两间层流洁净手术室,投入了临床应用,各种形式的洁净手术室在国内相继问世,医学同工程技术相结合对洁净手术室的设计、施工和使用管理开展探索性的工作。1998 年南京军区南京总医院建设住院部大楼洁净手术部,为数字化手术室的建设作出了许多尝试。这标志我国洁净手术部建设工作经过十多年的探索已进入成熟期。

1995 年 12 月,中国人民解放军总后基建营房部总结国内外洁净手术部建设经验,颁布了《军队医院洁净手术部建设技术规范》。2002 年 12 月颁布了国家标准《GB50333—2002 医院洁净手术部建筑技术规范》,对国内洁净手术部建设工作起到指导作用,是国内手术部的建设工作中的里程碑。它功不可没,推动我国洁净手术部的建设进入了高潮期,也推动了我国医院建设进入了新时期。

一、空气洁净技术简介

1. 传统手术室的消毒

1968 年,美国学者布鲁尔和华莱士通过大量调研表明:空气中的细菌颗粒与院内感染有密切关系。由此可见,手术室空气中的细菌污染是术后感染的重要原因之一。传统的手术室空气消毒主要靠化学药物来进行。但是,长期使用化学药物杀菌有诸多危险,它对人类皮肤、神经系统、呼吸道及胃肠道会产生不良的反应。在手术室环境中,消毒后必有化学药物残留,它抑制正常菌群,会产生药菌株,在特定环境下药菌株有大量繁殖的可能性。化学药物消毒只能在术前术后进行,而手术过程中,病人和手术人员不断地散发微粒,污染手术室空气。手术室门的开闭,也无法控制未消毒空气的进入,也就无法保持手术中的无菌状态。再者,化学药物对手术室空气的进入,只能做到单室控制,不能达到整个手术部的控制。

2. 洁净手术室的要求

洁净手术室要求空调系统控制室内温度、湿度、尘埃、细菌、有害气体浓度以及气流分布,保证室内人员所需的新风,并维护室内外合理的气流流向。其中最为重要的是控制室内细菌的浓度,以防止在手术过程中使手术伤口感染,提高手术成功率。根据上述设计理念,要创造一个理想的手术无菌环境,必须具备以下条件:

① 空气过滤将送风空气中所有的微生物粒子清除掉;

② 气流技术使室内达到无菌无尘;

③ 正压控制实现整个手术室有序压力梯度分布;

④ 合适的湿度调节抑制细菌繁殖,降低人体发菌量;

⑤ 排除室内不良气体,保护室内良好的空气品质。

至今为止,为达到空气净化的目的,要求使用最有效的方法对空气进行过滤,即空气洁净技术。空气洁净技术是用空气过滤的物理方法,有效消除空气中的细菌,依靠气流技术使室内达到高度无菌程度。它应用梯度压力控制防止外界污染入侵手术室;它提供合适的温湿度降低人体发菌量,抑制细菌繁殖;它能排除室内有害气体和气味,保持良好的空气品质;它通过阻止医院细菌的生成,避免产生耐药菌株,对于空气途径的感染控制是不可替代的。空气洁净技术不仅能给患者提供舒适的环境,而且已发展为治疗疾病、减少感染、降低死亡率的技术保障,有力地促进了无菌技术的发展。医院洁净手术室以及各种各样洁净护理单元的建设,就是空气洁净技术在医学领域中的具体应用。

洁净手术室是近代医疗建筑和洁净空调技术的结合;是空气洁净技术、医学无菌技术、医院管理科学和建筑设计在内的多学科区域性控制,充分体现了洁净手术室的综合整体。区域内功能齐全、安全有序、人物分流、洁污分明、优于单室控制。区域的中心是手术核心区,保证的重点是手术区,保护的关键是手术切口。为达到这一技术要求,洁净手术室的建设重在建筑装饰和净化空调系统两个方面。

3. 洁净手术室建筑环境

洁净手术部在医院内的位置应注意要有一个良好的洁净环境,应是洁净尘埃和清洁细菌的环境,以防止这些尘埃粒及细菌进入洁净手术区。这不仅是洁净手术室的要求,同时也是防止手术交叉感染的重要手段,在设计指导思想上务必予以重视。洁净手术室对室外的环境要求是:

① 远离污染源;

② 位于所在城市的最多风向的上风侧。当有最多的两个盛行风向时,则应在所有风向中,具有最小频风向(如东风)的对面(则为西南)确定洁净手术室的位置;

③ 周围环境要合理地进行规划、绿化;

④ 手术室周围的道路应设立安静标志;

⑤ 洁净手术室应自成一区,并宜与其密切关系的外科护理单元临近,与有关的放射科、病理科、消毒供应室、检验科和血库等路径短捷;

⑥ 洁净手术室不宜设在首层和顶层,可设在设备层的下一层。

4. 洁净手术室的组成

洁净手术室是由洁净手术室及其配套的辅助用房两大部分组成的,洁净手术部组成及功能关系图如图4.3所示,一般包括以下区域:

(1) 卫生通过区:病人出入手术室,必须通过换车间,此时,手术室内的洁车与病区里的污车进行对接,甚至有采用国外先进的运转机(或称换床机)的,以运转病人,避免交叉感染。工作人员出入手术室,必须换鞋更衣。更衣室(内设浴厕)男女分开,其面积按手术室的多少而定,一般按可容纳每间手术室10人换鞋更衣所需的面积来计算。

(2) 手术核心区:即手术室及其配套的洁净辅助用房。手术室的大小可分小型、中型、大型和特大型四类,小型手术室的面积为20~25 m²,中型为30~35 m²,大型为40~45 m²。

医疗洁净手术室(部)对洁净手术室的要求越来越高。

(控制微粒粒径≥μm,静态/空态)

手术区: 100级(特别洁净手术室);

1 000级(标准洁净手术室);

10 000级(一般洁净手术室)。

周边区:每类比手术区低一个数量级。

准洁净手术室为30万级洁净度。

二、我国洁净手术室等级标准

我国洁净手术室等级标准如表4.1所示,主要技术指标如表4.2所示。

表4.1 我国洁净手术室等级标准(空态或静态)

等级	手术室名称	沉降法(浮游法)细菌最大平均浓度		表面最大染菌密度	空气洁净度级别	
		手术区	周边区		手术区	周边区
I	特别洁净手术室	0.2 个/30 min ϕ90 皿(5 个/m³)	0.4 个/30 min ϕ90 皿(10 个/m³)	5 个/cm²	100级	1 000级
II	标准洁净手术室	0.75 个/30 min ϕ90 皿(25 个/m³)	1.5 个/30min ϕ90 皿(50 个/m³)	5 个/cm²	1 000级	10 000级
III	一般洁净手术室	2 个/30 min ϕ90 皿(75 个/m³)	4 个/30 min ϕ90 皿(150 个/m³)	5 个/cm²	10 000级	1 000 000级
IV	准洁净手术室	5 个/30 min ϕ90 皿(175 个/ m³)		5 个/cm²	300 000级	

注:( )中解释和数据为对应关系。细菌浓度是直接所测结果,不是沉降法和浮游法互相换算结果。

表4.2 我国洁净手术部洁净辅助用房等级标准(空态或静态)

等级	沉降法(浮游法)细菌最大平均浓度	表面最大染菌密度	空气洁净度级别
I	局部:0.2 个/30 min, ϕ90 皿(5 个/m³) 其他区域:0.4 个/30min, ϕ90 皿(10 个/m³)	5 个/cm²	1 000级(局部100级)
II	1.5 个/30 min, ϕ90 皿(50 个/m³)	5 个/cm²	10 000级
III	4 个/30 min, ϕ90 皿(150 个/m³)	5 个/cm²	100 000级
IV	5 个/30 min, ϕ90 皿(175 个/m³)	5 个/cm²	300 000级

注:细菌浓度是直接所测的结果,不是沉降法和浮游法相换算的结果。

表4.3 主要技术指标

名称	最小静压		换气次数（次/h）	手术区手术台（或局部百级工作区）工作面高度截面平均风速	自净时间（min）	温度（℃）	相对湿度（%）	最小新风量		噪声dB(A)	最低照度（lx）
	程度	对相邻低级别洁净室						(m³/h)	(次/h)		
特别洁净术室	++	+8	—	0.25～0.30	≤15	22～25	40～60	60	6	≤52	≥350
标准洁净手术室	++	+8	30～36	—	≤25	22～25	40～60	60	6	≤50	≥350
一般洁净手术室	+	+5	18～22	—	≤30	22～25	35～60	60	4	≤50	≥350
准洁净手术室	+	+5	12～15	—	≤40	22～25	35～60	60	4	≤50	≥350
体外循环灌注专用准备室	+	+5	17～20	—		21～27	≤60		3	≤60	≥150
无菌敷料、器械、一次性物品室和精密仪器存放室	+	+5	10～13	—		21～27	≤60		3	≤60	≥150
护士站	+	+5	10～13	—		21～27	≤60	60	3	≤60	≥150
准备室（消毒处理）	+	+5	10～13	—		21～27	≤60	30	3	≤60	≥200
预麻醉室	—	−8	10～13	—		22～25	30～60	60	4	≤55	≥150
刷手间	0～+	>0	10～13	—		21～27	≤65		3	≤52	≥150
洁净走廊	0～+	0～+5	10～13	—		2～27	≤65		3	≤60	≥150
更衣室	0～+	0～+5	8～10	—		21～27	30～60		3	≤50	≥200
恢复室	0	0	8～10	—		22～25	30～60		4	≤15	≥200
清洁走廊	0～+	0～+5	8～10	—		21～27	≤65		3	≤15	≥350

三、洁净手术室净化流程

洁净手术部的技术核心是采用现代空气洁净技术,组织科学的气流形式,对手术室内的空气进行三级循环过滤,除去空气中的尘埃和微生物,为手术部提供一个满足手术要求的洁净环境。通过除尘达到动态除菌的目的。

手术室空气净化流程如图4.7所示。新风进入回风段,同回风相混合,进入初效段,初效过滤器滤去直径为$10\ \mu m$大颗粒尘埃,进入换热器段和加湿段,进行温度、湿度调节,然后再进入风机段加压,经过中效过滤器,滤去$1\sim10\ \mu m$的尘埃,进入消音器,把噪音降到58 dB以下,送至手术室的高效静压箱,经高效过滤器滤去$0.3\sim1\ \mu m$的尘埃,经高效送风口,把洁净空气送至手术室台面。手术室的回风口安装有初效过滤器,回风管路也上装有消音器。手术室安装有余压阀,以恒定内外压差。根据 GB5033—2002 标准的规定,Ⅰ级手术室送风量同手术室面积无关,由高效送风口面积决定,基本恒在 7 000～10 000 m^3/h 范围内,以 7 000 m^3/h 为例,风量分配大体如下:

送风量 Q_1 = 7 000 m^3/h;　　　　回风量 Q_2 = 6 000 m^3/h;

新风量 Q_3 = 1 000 m^3/h;　　　　排风量 Q_4 = 500 m^3/h;

送风速度 $V \approx 0.3$ m/s,　　　　为Ⅰ级手术室(送风口面积 $S \geqslant 6\ m^2$);

换气次数 $N \geqslant 30$ 次数,　　　　为Ⅱ级手术室($N = Q_1$ /手术室容积 V);

换气次数 $N_1 > 20$ 次数,　　　　为Ⅲ级手术室;

换气次数 $N \geqslant 10$ 次数,　　　　为Ⅳ级手术室;

当 $Q_3 > Q_4$ 时,　　　　　　　为正压手术室;

当 $Q_3 < Q_4$ 时,　　　　　　　为负压手术室。

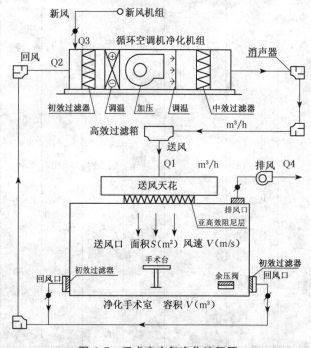

图 4.7　手术室空气净化流程图

在工程设计中,一般采取恒定新风量 Q_3,调节排风量 Q_4,可以很方便实现正负压手术室的转换。

送风量 Q_1 = 7 000 m^3/h 略大于回风量 6 000 m^3/h 与排风量 500 m^3/h 的和,以维持室内保持恒定的正压值。排风机用于快速排除异味和加快新风的补充,为补充新风提供条件。

四、洁净手术室气流形式

手术室在粗、中、高三级可靠的情况下,送入室内的空气是洁净的,决定手术室洁净度的等级则是气流形式。不同的气流形式对排除手术室自身发菌量效果不一样,造成手术的洁净等级不一样。洁净手术室空气流组织的基本原则是最大限度减少涡流,使射入的洁净气流经过最短的流程覆盖手术区,希望气流的方向与尘埃重力沉降方向一致,并使回流的气流有效地将室内灰尘排出室外。在洁净技术中,把气流的组织分为"层流"和"乱流"(紊流)两种类型。"层流"表示空气中的质点以均匀的断面速度沿平行流线流动,"乱流"表示空气中质点以不均匀的速度呈不平的流线流动。根据气流组织形式,通常将洁净手术室分为垂直层流手术室、水平层流手术室、乱流手术室以及可调洁净度手术室,我国垂直层流手术室较为普及,介绍如下。

1. 垂直层流手术室

垂直层流手术室是在手术台上方布高效过滤器,侧墙的下部布回风口。气流的上部平行垂直,成层流状态,下部则向回风口倾斜,层流受到了破坏。在手术台的台面上及四周的外延区域形成洁净层流区,局部区域获得高洁净度。

为了保证手术区洁净度,高效送风口的面积必须充足,Ⅰ级手术室应大于 $6.2\ \mathrm{m}^2$,在 $0.8\ \mathrm{m}$ 的高度上送风速度应不小于 $0.25\ \mathrm{m/s}$。无影灯安装在送风口中间,为减少无影灯影响气流,多采用小护罩的骨架式无影灯,大背壳式无影灯对气流影响大,不宜使用。图 4.8 为垂直层流手术室气流示意图。

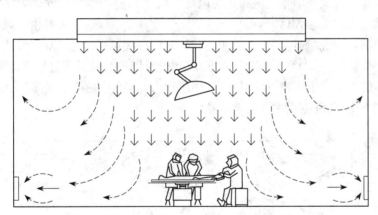

图 4.8　垂直层流手术室气流示意图

2. 水平层流手术室

水平层流手术室的特点是水平送风,送风墙面布高效过滤器,回风墙面在送风墙对面,布置粗效过滤器,起过滤和均流作用,阻止室内飘浮的纤维和尘粒污染风管,保护后级过滤器,患者的脚应向送风口,头部一侧的麻醉师和麻醉器械正好处于下风向,以防止麻醉气体的污染。

水平层流手术室的高效过滤器、静压箱、送风口安装在手术室侧面,不占用手术室高度,因此层高偏低的手术室可采用水平层流方式。它占用面积大,为了克服尘埃的重力沉降,送风速度要高于垂直层流风速,不低于 $0.3\ \mathrm{m/s}$,即送风量要提高。图 4.9 为水平层流手术室气流示意图。

选用层流方式,同手术室的建筑结构有关。实验证明,垂直层流细菌消失快,含尘浓度低,但切口与气流方向垂直,而执刀医生头部正好在切口的上风向。而水平层流切口与气流平行,因此水平层流切口的污染要优于垂直层流。国外水平层流手术室多于垂直层流手术室,目前国内为了节约手术室占地面积,垂直层流手术室采用较多。

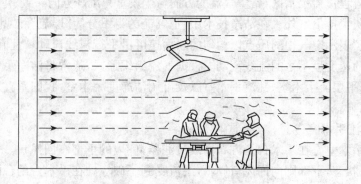

图 4.9　水平层流手术室气流示意图

3. 乱流洁净手术室

过滤后洁净空气由顶部或侧面几个送风口送入,洁净空气迅速向四周扩散,与室内空气相混合,并将室空气经回风口排除,由于洁净空气稀释了空气的菌尘浓度,使达到了相应的洁净级别的要求。乱流洁净室气流布置应以最短的距离使洁净空气吹送到手术台面,以减少洁净系统被污染的机会,其洁净度可达 1 000~100 000 级,这主要是由送风量决定的,即换气次数决定的,换气次数达到每小时 40 次时,其洁净度可保证达 1 000 级洁净度,Ⅱ级洁净手术室,即标准洁净手术室。第五章手术室洁净度计算中,就是通过数字计算来表达循环次数同洁净度的关系。手术室发尘量一定、回风比一定,手术室洁净度高(菌浓度低),循环次数就高。图 4.10 为乱流手术室气流示意图。

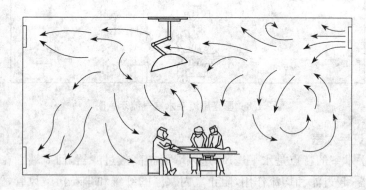

图 4.10　乱流手术室气流示意图

4. 可调洁净度手术室

上述三种手术室,送风量是恒定的,气流形式是恒定的,手术室内的空气洁净定也是恒定的。在使用管理中不够灵活,不便于手术室综合利用,也不利于能源节约。

在大型手术部的管理中,为了提高手术室的利用率,多数手术室安排的手术种类会经常变动,它们对洁净度的要求也是不一致的。

如眼科手术要求风速低,普通外科、骨科手术风速可以高一些。医护人员和患者对风速感觉各自有差异,为了选择最舒适的风速,因此经常要求对风速作适应性的调整。风速变化,送风量发生变化,气流形式发生变化,室内空气洁净度发生变化。

为了适应风速的调整,洁净手术室应采用独立的净化空调机组,送风机应采用变频调速控制系统。

高效送风口、回风口可按 100 级洁净度手术室的要求进行布局设计。风机类型、风管尺寸可按 100 级要求的下限设计。风机在高速运行时,室内洁净度在 100 级状态下工作,低速时洁净度下降到 10 000 级或更低的状态下工作。手术室的建设投资低于标准 100 级洁净度手术室的投资,洁净度严格的界定难以适应临床实践变化的需要,根据实际需要,进行调整,受到了医护人员的接受和认可。这是变频调速技术的发展和成熟带来的手术室设计和功能的变化。

图 4.11 可调洁净度手术室在乱流状态下运行气流示意图。

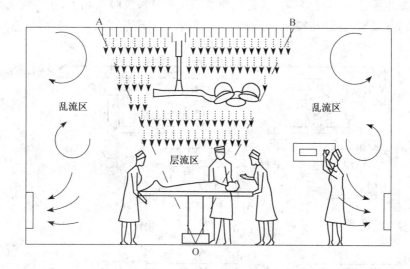

图 4.11　可调洁净度手术室气流示意图

五、空气调节系统

在洁净手术室的建设中,空气调节系统是工程的主要组成部分,也是质量指标的重要内容。

洁净手术室的空调系统比普通病房的空调系统要复杂。因为手术室空调和净化系统是合二为一的,系统既要满足空调要求,又要满足净化的要求。手术室热湿负荷重,变化大,不同的手术对空调的参数要求不一样。有的手术为了获得最佳手术效果,要求手术过程中室温是变化的,如心脏手术,在体外循环阶段,室温低于 20℃,复苏起搏时,室温要高于 20℃,这就要求室温的调节,控制应方便和灵敏。医院空调系统既要满足生活的舒适性,又要满足医疗的功能性,必然造成控制技术的综合性。

为便于和全院空调系统并网,满足手术室特殊空调功能要求,并减少建设和管理投资,各地医院从自身条件出发,建立了不同结构模式的空调系统,医院之间的条件不同,采用方法也不同,因此手术室空调系统具有多样性。

为了适应手术室空调的需要,产生了一种新型净化空调机组。该空调机组配置热泵机组,提供空调热源,充分发挥热泵机组冷热切换的方便和灵活,扩大了普通空调机组的调温功能。它可以不依赖中央空调系统,独立工作,也可接中央空调系统的冷源和热源,切换工作。使用灵活、方便,能满足手术室空调差异大,变化多的复杂需求。

这种机组因需要安装配套的热泵,在大型手术部应用受到了限制,但特别适合小型医院手术室,门诊、急诊手术室以及特殊病房使用。

两种不同运行模式的热泵可互补工作,降温热泵向冷却系统排热,升温热泵从冷却系统吸热,相互补偿,手术室产生的余热得到了回收和充分利用,达到节能效果。

图 4.12 为水源热泵热能回收原理图。图中 1 号热泵换向阀位于制冷端 B 的位置,按供冷模式运行,冷凝器内的高压制冷剂向水源系统排放热量,使系统水温从 24℃ 升高到 30℃,蒸发器内低压制冷剂从工作环境吸收热量,热泵产冷。图中 2 号热泵换向阀位于制热端 C 的位置,按供热模式运行,冷凝器内的低压制冷剂从水源系统吸收热量,使系统水温从 24℃ 下降到 20℃,蒸发器内高压制冷剂向工作环境排热,热泵产热。

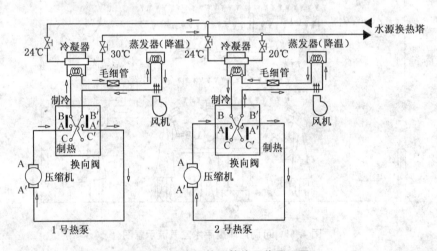

图 4.12　水源热泵热能回收原理图

两种不同工作模式的热泵水源串联使用,可减轻冷却塔的负载,如配比恰当,节能效果显著。

六、洁净手术室建设中的瓶颈

洁净手术室是通过除尘达到动态除菌,除尘是过程,除菌是目的。用以除尘的空气净化设备系统庞大:新风机组,净化空调循环机组,静压箱,高效送风口,消音器,过滤器,送风、回风、排风管道。

洁净手术室采用两项技术措施:多级过滤,频繁换气。可靠地除去空气中的尘埃和微生物,为手术部提供了一个满足手术要求的洁净环境。多级过滤造成高阻力,频繁换气造成大风量,必然导致运行高能耗。

洁净手术部经过 10 多年的建设、管理和使用,经过许多医院的实践验证,技术日趋成熟,是手术室发展过程中一次重大的进步,如前所述,它已成为当前医院空气净化的主流技术,但它的技术发展、向中小医院普及均受到了三大瓶颈的制约:建设资金高投入,使用管理高能耗,设备占据大空间。现在紫外线循风手术室、低温等离子杀菌手术室、光触媒(如PHI技术)消毒手术室的诞生,克服了洁净手术部所面临的三大瓶颈。

1. 建设高投入

洁净手术室是通过除尘达到动态除菌,除尘是过程,除菌是目的。用以除尘的空气净化设备系统庞大:新风机组,净化空调循环机组,静压箱,高效送风口,消音器,过滤器,送风、回风、排风管道,再加上配套的空调设备、室内装饰工程及其他配套设施,一间常规手术室,不包含任何医疗设施,仅净化工程(含装饰),花费资金通常在30~60万元的范围,建设一中型手术部(含配套辅房),花费常常要突破1 000万元。医院不堪重负,采用"低价中标",埋下诸多隐患。中标后长期不能开工,竣工后长期不能使用。有的医院为了筹措资金建设洁净手术部,不得不变卖院产,举债经营,严重阻碍了洁净手术部的建设和发展。

据统计我国医院卫生院共5.882万所(乡镇卫生院3.9万所),医院卫生院床位396.3万张(乡镇卫生院床位数达90.5万张)。国际上通常按100张床位配置2间手术室,全国手术室拥有量约为:

$$(396.3万/100)×2≈8万间。$$

由于微创外科的迅速发展,"内病外治"方法的推广,手术室的配置量必然超出这一估算。如实施洁净手术部建设标准,全国手术室空气净化工程投资总金额约为:

$$(30~60万元)×8万≈250~500亿元$$

这样一笔巨大的投入,必然是我国医疗卫生公共事业发展的沉重负担。

2. 运行高能耗

由于洁净手术室采用多级过滤所造成的高阻力与频繁换气所造成的大风量,必然导致运行的高能耗。

(1) 高阻力

手术室空气净化流程如图4.7所示,图中末端采用新型送风天花,高效过滤器前移至高效过滤箱内,送风口内设置亚高效阻尼层,它属于四级过滤系统,即初效过滤、中效过滤、高效过滤和亚高效阻尼层。

系统内的阻力作如下工程性粗略统计(见表4.4)。

表4.4　系统内阻力工程性粗略统计

部 位	初阻力(Pa)	终阻力(Pa)	部 位	初阻力(Pa)	终阻力(Pa)
初效过滤器	50	100~150	亚高效阻尼层	200	350~450
中效过滤器	100	200~250	沿程损耗	100	100
消声器	200×4	200×4	系统损耗总计	1 500	1 950~2 350
高效过滤器	250	400~600			

系统损耗总计中,新风机组内的阻力损耗尚未统计在内,手术室空气净化系统大约是在1 500~2 500 Pa压力范围运行,这是工程性粗略统计。产品型号不同,阻力差异有限。

手术室净化级别不同,但过滤器级数相同,目前多数采用三级过滤,阻力差异也有限。手术室在这样高的阻力下长期运行,这是高能耗的根本原因。

（2）大风量

根据 GB5033—2002 标准的规定,Ⅰ级手术室送风量同手术室面积无关,由高效送风口面积决定,基本恒在 7 000～10 000 m³/h 范围内。以Ⅰ级手术室(送风口面积 $S \geqslant 6$ m²)送风量 7 000 m³/h 为例,图 4.7 中风量分配大体如下:

送风量 $Q_1 = 7\,000$ m³/h;　　回风量 $Q_2 = 6\,000$ m³/h;

新风量 $Q_3 = 1\,000$ m³/h;　　排风量 $Q_4 = 500$ m³/h;

送风速度 $V \approx 0.3$ m/s。

其他级别的手术室送风量由室内容积所决定,以 30 m² 的中型手术为例,不同级别手术室的送风量分别为:

Ⅱ级手术室,换气次数 $N \geqslant 30$ 次数,送风量 Q_1 为 3 000 m³/h 左右;

Ⅲ级手术室,换气次数 $N \geqslant 20$ 次数,送风量 Q_1 为 2 000 m³/h 左右;

Ⅳ级手术室,换气次数 $N \geqslant 10$ 次数,送风量 Q_1 为 1 000 m³/h 左右。

洁净手术室正是通过大风量来保证过滤的可靠性,这是系统运行高能耗的重要原因。

（3）高能耗

洁净手术室由于运行中阻力高,风量大,导致能耗高。以一间Ⅰ级手术室为例,它的空气净化系统能耗概算如下:

系统阻力:2 350 Pa;系统风量:7 000 m³/h;

系统能耗:系统阻力×系统风量＝2 350 Pa×7 000 m³/h≈4.5 kW;

风机功率:系统能耗/风机效率≈4.5 kW/0.7≥6.5 kW。

考虑到电气的功率因素和运行的安全系数,实际使用的风机功率,普遍大于计算值。

高效过滤器能耗≥1.5 kW。

一间 30 m² Ⅲ级手术室净化系统风机功率≥2.2 kW。

一间 40 m² Ⅰ级手术室,在夏季运行时,其净化功率、空调功率、医疗设备功率、照明功耗、辅助设备功率总和≥30 kW。

从计算可知,洁净手术室节能降耗工作,应从降低阻力,减少风量入手。科学的风量计算,尚待寻求新的方法,尚待实践和总结,目前只能沿用洁净技术的计算公式。降阻节能已取得了成功的经验,宜积极总结推广,用增大阻力方法来提高净化效率是不宜采用的。

3. 设备大空间

手术室内无影灯安装高度是 3 m 左右,吊顶内需安装静压箱,高效过滤器,送风管,回风管,消音弯头等设施,吊顶内高度不能低于 1 m,手术室的建筑高度必须在4～4.5 m之间。

循环净化空调机组,新风机组及配套净化设施,体积大,管道连接复杂,需要在设备层安装,因此手术部上层必须具备设备层,建筑高度必须在 2～2.5 m 之间,见图 4.13。在不具备设备层时,只能在手术部内部设置净化设备机房,见图 4.14,其面积占据手术部总面积30%,减少了手术室配置,增加了消音工作的难度。

设备大空间为手术部的建设造成很多困难,特别是改造工程,更是难以实施。我国 3.9 万所乡镇卫生院是难以建设洁净手术室的。

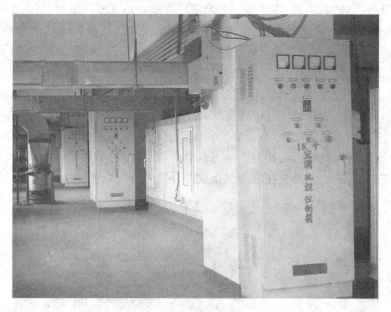

图 4.13　洁净手术室设备层

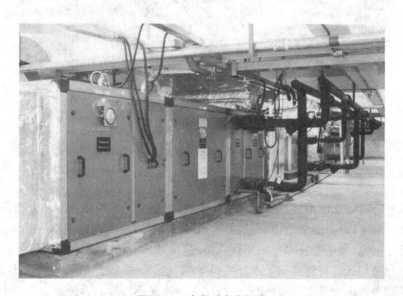

图 4.14　洁净手术室机房

4. 现代手术部发展的新动向

由于数字化手术室地面设备多,空中吊架多,医护人员,工程技术人员,教学人员共同工作,手术是开放性的,可实时对外播放,实现远程医疗和多媒体现场教学。在设备和人员高度密集狭小空间内,无法建立科学的气流形式,空气洁净技术的功能是无法发挥作用的,洁净技术不同数字化手术室匹配使用,难以发挥洁净空气的动态效果。因此,数字化手术室和现代手术部的出现推动了寻求净化环境的新技术。

鉴于洁净手术部建设中出现的瓶颈,中小医院难以普及,又不宜同数字化手术室匹配。一种新型手术室——循环风紫外线手术室诞生了,它突破了洁净手术部上述的瓶颈,具有

"动态杀菌,低阻送风"的功效,这种新型手术室已在欧美地区推广应用。

　　循环风紫外线动态杀菌技术,是紫外线杀菌技术同空气洁净技术相结合的一种灭菌方法。传统的紫外线杀菌方法虽然高效、简便,但只能静态除菌,不能动态除菌。即手术前使手术中关闭,以免损害室内人员。循环风紫外线技术是将灭菌后洁净空气,循环送入手室内,它采用洁净技术的气流形式,但它将三级过滤,简化为两级过滤(保留初、中效过滤器)。风量小,阻力小,能耗小。它设备简单,安装方便,适用于微创手术室和中小医院手术部,也适用于其他需要灭菌的环境,有着广阔前景。徐火炬高级工程师,许家穗院长等专家率先在国内应用这一新技术,对相关产品进行调查,在医疗环境开发应用,开展了大量工作,取得了显著成果。图 4.15 是正在进行测试的循环风紫外线白血病房。

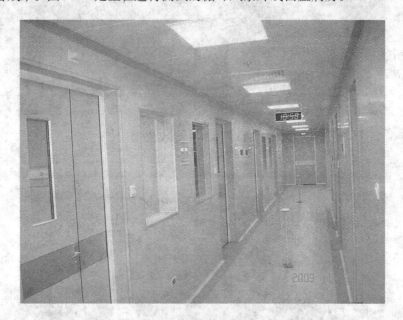

图 4.15　循环风紫外线白血病房

　　循环风紫外线动态杀菌技术在推广应用中,应加强对气流组织形式的分析研究,特别是风量大小如何确定,是否继续沿用空气洁净技术中计算方法和推荐值。一些地区洁净手术室的临床统计结论,同洁净技术中的层流效果、乱流效果不相一致。临床环境的复杂性决定了不能简单地搬用。只有建立起手术环境科学的气流形式,循环风紫外线动态杀菌技术才能在手术环境中大面积推广应用,这正是医用工程界义不容辞的责任。

第四节　新型手术室

一、微创手术室

　　"微创手术"就是微小创伤的手术。微创外科(Minimally Invasive Surgery,简称 MIS)手术室,整合先进的内窥镜设备,如腹腔镜、胆道镜、肠镜、宫腔镜等,能够开展肝、胆、胰、胃肠等腹部与妇产科等数十种手术,将过去 10～20 cm 的手术切口可以缩小到几毫米。微创手术具有痛苦小、恢复快、住院时间短(大都住院1~2天)、创伤疤痕小等特点。微创外科手术几乎涉及传统外科手术的所有领域,被喻为21世纪外科发展的一个方向。

微创手术不同于开放型手术,是内科医生主刀,为便于管理,提高工作效率,手术室隶属于使用科室,设置在各相关科室的病区内,庞大的空气净化系统是无法同它对接的,见图4.16微创手术室工作现场。微创手术室的空气洁净度按"一般洁净度手术室"或"准洁净度手术室"要求设计,即Ⅲ级、Ⅳ手术室设计,空调净化较简单,宜采用循环风紫外线动态杀菌设备。

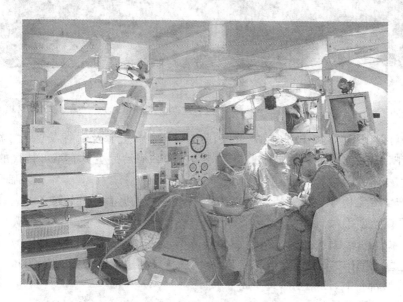

图4.16 微创手术室工作现场

二、无创手术

1. 无创手术特点

无创手术即非侵入性手术,是采用"无创手术刀"完成的。这种"无创手术刀",与传统的不锈钢手术刀不同,它以对人体具有穿透力的能量(放射线、射频、超声波及高低温等)作为"刀锋",具有"切割"功能,在CT、磁共振、计算机等的测量、计算、引导下,精确地作用于人体的病变组织,产生一系列物理、生化反应,进而达到杀死病变组织的目的。这种"刀"对正常组织的创伤很小或者没有创伤,兵不血刃除去病灶。

常用"无创手术刀"有伽马刀(伽马射线立体定向放射治疗系统)、高强度聚焦超声刀HIFU(High Intensity Focused Ultrasound,HIFU,又称"热切除"或"热消融")、X刀、激光刀、射频消融系统、质子束放射系统,都是无创治疗设备,它们工作的环境都属于无创手术室。

2. 射波刀无创手术

"射波刀"是近年来推广应用较快的无创手术设备。由美国斯坦福大学医学中心神经外科教授约翰·安德勒(John Adler)发明的"立体定位射波手术平台(Cyber Knife)",俗称为"射波刀"、"网络刀"。它采用高阶计算机立体定位导向,控制带有6个自由度的机器人手臂,对肿瘤病灶实时跟踪,其误差不超过1 mm。它利用180°的旋转机械臂将1 200条射线光束,自动跟踪靶区,从多角度照射最终聚焦在肿瘤部位。无须使用创伤型固定头架,放疗精确高、疗效好。见图 4.17 射波刀治疗手术室。

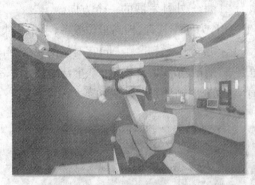
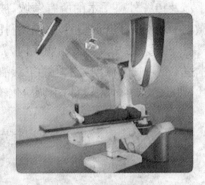

(a) 射波刀正面图　　　　　　　　　　　　(b) 射波刀侧面图

图 4.17　射波刀治疗手术室

射波刀可以用于颅脑、脊髓、肺脏、肝脏、胰腺、前列腺、乳腺及骨骼等全身大多数部位的肿瘤和血管畸形治疗,对颅底和脑内重要功能部位的肿瘤治疗更具有不可替代的作用。虽然价格昂贵,由于疗效独特,仍然受到了医学界的青睐。射波刀 1994 年投入临床使用,目前,全球已有 118 家医疗单位安装了这种设备,接受治疗的患者累计超过 4 万名。

3. 内窥镜无创手术

微创手术也趋向无创化,腹部微创手术,妇科微创手术,通常在腹部打几个小洞,为微创设备提供通道。由于内窥镜设备技术的进步,现在直接利用人体的自然通道进入,既不用开腹,也不用在腹部打洞,以无创形式完成手术。

4. 无创手术室的设计

无创手术大量进入临床,导致产生具有自身特色的无创手术室。无创手术室要充分满足无创手术设备的安装和工作条件。无创手术时间短,术中人员少,受术人员不全麻,不住院,它同微创手术室相类似,一般不在手术部内,通常都设置在隶属科室的办公区内。无创手术室的空气洁净度按"准洁净度手术室",要求设计,即Ⅳ手术室设计,空调净化较简单,宜采用紫外线动态杀菌设备。

三、机器人手术室

1. 达芬奇手术机器人

1998 年 12 月第一台达芬奇(da Vinci)手术机器人系统问世,在多学科得到了应用。达芬奇手术机器人是医学、工程学相结合的又一典范,其功能、性能、操作范围是目前最好的外科手术机器人系统。

外科手术机器人手术逐渐地成为微创外科手术的主要潮流。目前全世界已有 33 个国家、800 多家医院成功开展了 60 多万例机器人手术,手术种类涵盖泌尿外科、妇产科、心脏外科、胸外科、肝胆外科、胃肠外科、耳鼻喉科等学科。

达芬奇(da Vinci)手术机器人系统,其高度 1.8 m,分为三部分:①手术医师操作主控台;②移动平台(机械械臂、摄像臂、手术器械组成),见图 4.18;③三维成像视频平台。

主控台是手术医师操作平台,通过两个操纵杆和一些脚踏板来控制,手术医师通过主控台观察并发出指令,它是手术过程指挥中心。实施手术时,外科医生不与病人直接接触,通过主控台,操作控制系统,医生的动作通过计算机传递给手术台边的机械手,手臂前端的各种微创手术器械,模拟外科医生的手术动作,操控各种不同的手术工具。图4.19即为达芬奇机器人手术器械。

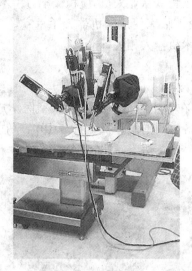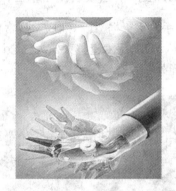

图 4.18 达芬奇机器人移动平台　　　图 4.19 达芬奇机器人手术器械

主控台装有三维视觉系统和动作定标系统,医生的手臂、手腕、手指的运动通过传感器在计算机中记录下来,并同步翻译给机器手臂。

移动平台在病人身边,它伸出 4 个操作臂,与病人身体接触,虽然它的 4 条机械手臂很庞大,却可将患者体内绿豆大小的胆结石精确地取出。

达芬奇手术机器人系统中四个机械操作手臂,承担工作各不相同,有明确的分工。左臂、右臂是手术臂,进行手术操作,等同于手术医生的双手;第三手臂是辅助臂,起牵引、稳定作用。第四手臂是内窥镜操作臂,臂中的超小型摄像机,可以产生三维立体图像,医生通过它看到病人手术部位的详细情况。手术视野图像被放大镜 10~15 倍,提供 16∶9 比例的全景三维图像。

手臂的腕部有可自由活动的手术器械,每种器械都有各自的具体任务,如夹紧、转动和组织的操作。有七个自由度,模仿外科医生手和手腕的动作。系统中还具有振动消除功能和动作定标功能。可保证手术臂在狭小手术视野内进行精确操作。

由于达芬奇手术机器人能提供高分辨率三维术中图像;手术器械关节腕具有七个自由度,拓展了手术医生的操作功能,提高了手术精度,因此使外科手术的精确和技术超越了人类双手的能力。术者可采取坐姿操作,更适合长时间操作的高难度手术,机器人手术拓宽了微创手术(MIS),是内窥镜微创手术的一次重大发展和完善,代表了先进的研究趋势和方向,是医学同工程学相结合的又一成功范。

2. 机器人手术室设计基本原则

机器人手术过程中,开 4 个 1 cm 小洞,插入四个机械操作手臂,手术时间比常规开放性手术时间短,属于微创手术。环境洁净度要求同微创手术室。

手术室布局设计中应充分考虑手术机器人设备昂贵,系统复杂,故障率高,维修保养任务的繁重。为预防手术中突然死机,应配置替代设备和急救通道。医生与设备的配合需要长时间训练,要为教学提供方便。

机器人手术进入临床时短,其手术室设计中专业需求,缺乏成熟的先例可循,更无规范参照。机器人手术是外科手术发展方向,医用工程的从业人员,应积极学习手术机器人的相关知识,了解手术过程中的需求,调查总结已投入临床使用的机器人手术室,完成承办的机器人手术室的设计和施工,并推动国家建立手术机器人相关标准。

四、影像导航手术室(复合型手术室)

影像导航手术室根据不同导航方式,常常在手术室内直接安装大型医学成像设备,如CT、MR、DSA、DR,手术机器人作为核心设备协同工作。图4.20为影像导航手术室设备布局(心脏多元外科复合手术系统)。

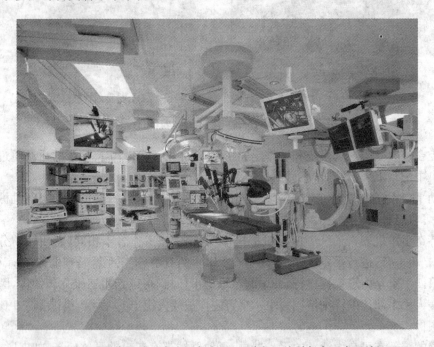

图4.20 影像导航手术室设备布局(心脏多元外科复合手术系统)

"影像导航"这一概念,成为医学成像的焦点,从诊断目的向治疗过程转移,这是战略性的变化,它使手术室提高到数字化阶段。"影像导航"的治疗,可以有效地提高安全性,提高治疗效果,减少医疗花费。这是一种新型的介入和外科过程,在原有的传统手术室中不可能完成,需要对器具和设备进行必要的改造,使之适合独特的电磁环境。

第五章

手术示教与远程医疗系统

第一节 概 述

一、手术示教的作用

为加强医院内部的管理和满足医院学生教学实习的需要,在手术室内安装网络示教系统,使专家教授、管理人员、学生可以在手术室外或教室就可以了解整个手术的详细过程,对医院的管理和人员的培训可以起到事半功倍的作用。

医疗示教系统的使用将大力推动大型医院的教育现代化、信息化。

1. 数字医学图像技术的应用

随着计算机技术和远程通信技术的飞速发展,它们与传统医学相互结合产生了一门新兴的综合学科——数字医学图像技术。该技术已渗透到医学的各个领域,并且用户可以利用数字医学图像技术,在最大的可能范围内共享全国乃至全世界的医疗卫生资源,这点在医疗诊断、教学、会诊、后期资料判读上具有不可估量的潜力和发展前景。

数字医学图像技术从广义上描述是使用和借助通信技术以及计算机多媒体技术的发展和应用来提供医学信息和服务。它包括远程诊断、远程会诊及护理、远程教育、远程医学信息服务等涵盖了所有医学相关的活动。从狭义上讲是指远程医疗,包括远程影像学、远程诊断、远程护理等医疗活动内容。

医院的各类手术室和内窥镜室、CT室等检查区域担负着各类手术现场教学、观摩和会诊任务,由于手术室/检查室空间相对狭小,不足以容纳足够的学员进行观摩学习,再者如果大量人员进入手术室观摩,观摩效果很差,同时更不利于手术室洁净,形成对手术安全的潜在威胁因素。并且手术现场教学,观摩和会诊的信息资料不能保存为后期提供图像记录,分析,查询等功能。整个医院广大科室的医护人员不能从高水平的教学中获取自身专业水平的能力和资源,使各类医学专家、医护人员和病例的宝贵医疗媒体资产白白浪费。因此当前大多医院采用模拟视频技术来完成医疗的教学功能。常用的医疗手术示教系统采用原始的模拟视频和安保级别的图像处理过程,低分辨的图像、双向通话的困难、缺乏与PACS系统显示和手术监护仪器数据网络集成功能。无法充分发挥医疗手术示教系统的所应有的应该为学员、医学专家、医护人员提供能以医疗画质细节和辅助信号显示为目的功能应用。不能为医护人员提供快捷的、第一手的医疗检查和手术的细节资料。

2. 网络技术的应用

医院需要可随时通过网络来解决上述问题,期望实现能提供高清画质、PACS系统集成、全景画面、双向语音、病患人员的 DICOM 医疗图像文件集成，符合 DICOM 3 标准格式的专有 MPEG-2 文件，高速实时网络视频观察，手术麻醉监护仪信号的网络输出，手术室运行集中观察系统用户管理，网络中计算机系统的医疗手术图像，全景图像浏览，监护信号的显示，DICOM 文件，双向语音的显示、监听，合成观察不同功能的完整系统解决平台和方案。

同时医院也需要一个手术观摩和学术交流借以提高自身医术水平的系统平台。通过国际互联网络与国际接轨进行国际学术交流和培训，对于疑难杂症实现远程医疗会诊，使异地的医生会诊跨越地域的障碍，实现异地医疗完美合作平台。

由此可见，手术示教系统并不简单的是一个视频传输的系统，它涉及多个方面的技术应用和标准要求。

二、手术示教的功能

手术示教系统支持各种手术室的手术现场音/视频资料的网络直播、网络存储、点播、转播等功能，工作人员可以在手术室外按需要任意调用需要观看的手术室现场情况。每个手术示教室考虑了 3 路视频和 2 路音频，利用音视频转发设备将手术音/视频资料传输至电教中心。

三、手术示教的基本原理及组成

在手术室内安装一台广角摄像枪机作为手术室场景摄像，另设一台高清晰可变焦彩色数码摄像枪(可安装在无影灯处)对手术的细节进行拍摄。手术室可预留一组视频信号接口，将视频图像传输到护士站。护士站工作人员操作主机，控制手术室内摄像枪及无影灯摄像枪镜头的变焦，云台的水平、垂直方位，对手术过程进行监控，再由护士站将视频信号传输到示教中心，实现资源共享。

手术示教系统主要由手术室子系统、网络传输子系统、服务器子系统、分组示教子系统和会议示教子系统等组成。手术示教系统组成图如图 5.1 所示。通过手术室内配置的彩色摄像机，从手术部位的上方进行监视，记录下必要的影像资料，不但可以用于医学研究，远程手术指导，还可以使处理医疗事故或医疗纠纷时做到有据可查。

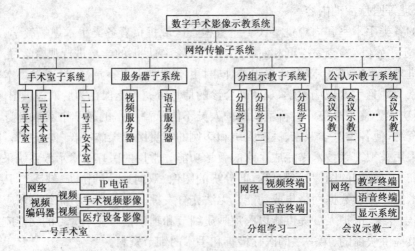

图 5.1　数字手术影像示教系统组成图

手术示教教学系统结构示意图如图 5.2 所示。

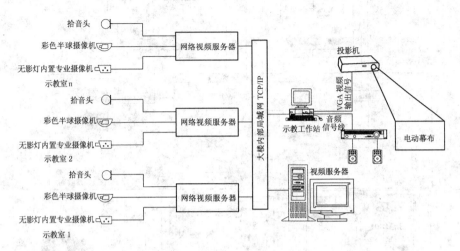

图 5.2　手术示教教学系统结构示意图

第二节　手术示教系统

一、概述

医院手术示教系统是集成了现代电子技术、PLC 控制技术、计算机技术、视频技术和现代医疗科研技术的完美结合,在医疗科技领域展现了一个现代化、科学技术的前沿技术产物。利用计算机技术、视频技术和通信技术,对手术画面影像进行全程实时记录,使之用于手术指导、教学研究、远程医疗和病例存档,实现手术过程的实时观看、高清显示、灵活控制和视频图像高质量长时间存储,并提供开放的接口平台。这样即可以提高各医院的手术水平,又可以提供手术的全部实时影像记录,使之成为提高手术技术水平的必要资料和依据。同时,利用手术示教系统的网络构架和数据传输平台,建立为手术服务的医疗 HIS 系统。

在各科室、病区设置示教教室,根据其主要的使用功能及特点,设计包括信号接入、切换、视频显示和扩声在内的一套完整的多媒体示教系统。

为了提高医护水平和办公效率,实现临床手术的教学观摩及学术交流功能,拟建一套手术示教与视频会议系统直播系统。可对多间手术室进行设计;其他各科室可以根据实际需要在医院内网传输,通过数字机顶盒的方式,即可通过电视机或投影机显示,以达到学习的目的,如图 5.3 所示。

数字化医院配置的手术室、示教室、示教会议室、远程会诊中心等,具有视音频采集、管理、存储、发布、检索、点播系统。在示教中心内观摩、会诊的医护人员可在投影幕布上清晰地观看麻醉师、护士、医生手术的全过程和仪器传输的图像参数,以备日后教学分析用。该系统的设计,方便并提高了临床医学教学水平,使医院向现代化、数字化、信息化管理迈上了一个新的台阶。

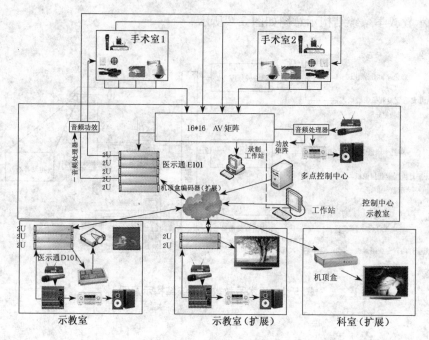

图 5.3　手术示教直播系统图

二、手术示教设计原则

1. 可靠性

整个系统建成并投入使用后,将成为医院不可缺少的管理及决策指挥工具。因此系统必须可靠地运行,既系统的设计必须在成本可接受的条件下,从系统、网络、通信和应用等各方面考虑,尽最大可能降低系统的故障率。

2. 实用性

系统设计必须切合需求,保证系统运行管理和操作简单、高效,同时在满足系统需求前提下,合理有效地降低运营成本。

3. 简易性

本系统前端平台采用嵌入式操作系统,后端采用直观的界面操作,具备友好和简单的人机界面。

4. 先进性

系统的目标、任务、意义决定了系统必须采用先进的概念、技术、方法和设备,既反映当今先进水平,又使系统具有可持续发展的潜力。同时,必须保证系统又是能实际投入使用的实用系统,因此其涉及的概念、技术、方法和设备必须是相对成熟的。系统采用最新的 D1 视频压缩算法和嵌入式操作系统平台,具有极佳的清晰度、较小的系统容量占用、完全实时、一流的网传功能等诸多特点,是当前国内一流的产品和解决方案,系统建成后在较长的一段时间里不会被淘汰。

5. 开放性

系统涉及的关键技术及设备均属于近期高速发展的领域,故有必要追求开放系统,即必须具有尽可能的互操作性和可移植性。

6. 稳定性

采用监控行业最新技术和高品质设备,设备选型以专业生产厂商产品为主。

7. 兼容性

在系统需要扩展时,前端设备数量将可灵活增加,不改变系统的原有运行方式,以保证用户的投资安全。

8. 扩展性

本系统应是一个逐步发展的系统,必须在系统网络开发、应用平台、数据环境、系统容量与处理能力等方面有较强的扩充性。这种扩充性不仅保护原有投资,而且具有较高的综合性能价格比和较强的可持续发展能力。

三、手术示教方案设计

1. 系统组成

系统由视音频采集子系统、播出子系统、手术室播出子系统构成,其中视音频采集子系统包括前端摄像机、拾音器、前端数字视音频采集机;播出控制子系统由中心控制主机及视频存储服务器组成;手术室播出子系统由医疗视频工作站、多媒体投影仪、电动投影屏幕组成。视音频采集子系统设置在各手术室;播出控制子系统设置在总控中心;手术室播出子系统设置在各示教室,这样可以在示教室按需要调用需要观看的手术室现场情况。

2. 系统原理

示教系统是一个典型的分布式结构,非常适合使用分布式的网络视频解决方案,网络视频服务器作为本系统主要控制管理设备,本系统监控前端摄像机将摄取的相关图像通过视频电缆传到网络视频服务器,网络视频服务器将模拟图像进行数字化压缩编码成 IP 数据,通过医院内部网络传送到管理中心。同时,手术现场的音频信号通过音频线缆与网络视频服务器的音频端口相连,音频信号经数字化压缩处理后基于网络上传。每台网络视频服务器可最多支持 4 路视频图像及 4 路音频信号的处理上传功能并占用网络的一个 IP 地址。手术示教系统原理如图 5.4 所示。

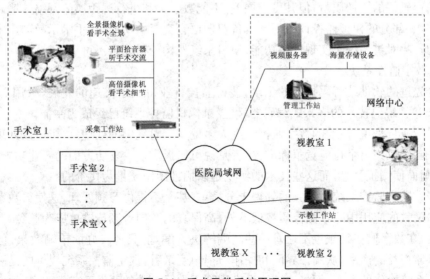

图 5.4　手术示教系统原理图

3. 设备配置

在每个手术室内设置1台彩色一体化球形摄像机,用于对手术室内的手术实况的采集,同时便于观察全景手术场面或做局部放大。无影灯自带的高清晰度摄像机,用于对手术的细节进行摄制。同时在各手术室内设置拾音器,采集现场的音频信号。系统采用全数字网络化的视频服务器,在每个手术室设置1台2路视频2路音频的网络视频服务器,将手术室现场的音视频信号采集并压缩处理,再配置1台视频存储服务器,视频存储服务器使用户在任何时间、任何地方都可以看到手术室的任何一路视频信号。服务器还提供数据点播功能,用户既可以直接点播服务器上的存储文件,又可以通过系统的分布查询功能点播本地的文件,服务器提供用户的分级认证服务,使不同级别用户具有不同级别的控制和监看权,高级别的用户可以抢占低级别用户的控制命令。

4. 手术室监控系统

手术室监控系统是现代数字化医院的一项最新要求,如手术室较多,为了合理地安排手术,使病人得到及时的治疗、优化管理,医护管理人员必须随时了解每个手术的进展情况,以便灵活安排。此外,在手术过程中急需药品或工具时,监控系统可配合手术室医护对讲系统进行方便的沟通,使手术得以顺利进行,确保患者的生命安全。对于一些重要手术,当医院领导或上级领导希望亲自察看手术过程时,可通过监控系统调出该手术室画面进行远程观察,而不要经过繁琐的清洁程序进入手术室,充分体现了医院手术部的先进性和现代感。

急救和危重病人的监控无疑是最牵动患者家属的,但是由于要防止细菌感染,客观上不允许医护人员之外的人员进入。此时可利用监控系统,通过设置在护士站的视频切换器进行监视图像的切换显示,病人家属可以通过主机将该病人的画面调到主监视器上,则病人的情况可以一目了然。

5. 系统规划

(1) 模拟监控系统

模拟监控在技术上已经非常成熟,其发展由早期的铜缆连接到现在的光缆传输,也可以配合数字录像系统使用,由于模拟监控系统在理论上属于无损传输,不存在编解码过程,因此可以获得较好的图像质量,但其可扩展差,不能数字化和进行远距离的网络传输。

另外,大部分的模拟监控设备都不具备双向语音交互的功能,在手术示教应用中大多采用独立的音频对讲系统来实现这一功能,使得系统架构变得复杂不可靠。

(2) 数字监控系统

随着先进的软件编解码技术的出现,使得监控行业得到了飞速的发展,采用 MPEG-4 (或 H.264)编解码技术的嵌入式编码器、硬盘录像机监控系统已经成为主流。

就图像质量来说,当前的数字监控系统大多偏重于对视频的处理,单机可以处理多少路图像似乎已经成为一个行业竞争标准,或者是说可以提供多少安防方面的专业功能,诸如云镜控制、画面侦测报警等,而这些技术的实现是以牺牲图像质量为代价的。

大多数数字监控系统对音频的处理十分简单,甚至不提供音频处理,这使得数字监控技术在手术示教的应用中除了图像质量低下外,高保真的双向音频传输也成为瓶颈。

当然,在数字监控领域也不乏一些高端解决方案,能获得较好的传输效果,但它们毕竟是一个监控类的产品,从用户界面和操作习惯角度来看,数字监控系统提供的是一个适合安防监控系统操作的界面,而将这种技术应用到手术示教中的开发商或集成商,他们不愿意或无能力为用户创造一个适合手术示教的界面。

（3）软件视频会议

软件式视频会议终端通常的表现形式为一台 PC 或者是笔记本电脑,加上一个 USB 摄像头(或采集卡＋摄像机)和一个耳麦进行远程视频通讯。因为其是基于软件系统,因此其效果决定于该 PC 的资源、配置以及系统的稳定程度,一个建立在本身就不稳固的 Windows 操作系统的视频会议终端,其稳定性和效果不可能达到高清晰要求的标准,因此通常只能作为小型或小范围的视频会议交流使用。MPEG-4 或 H.264 编解码技术,其技术核心是如何在低带宽、多用户的情况下实现流畅的音视频交互,为保证在有限带宽下流畅的音视频,采用了各种纠错、防丢包措施,同时附加了丰富的数据处理功能,诸如程序共享、电子白板、协同浏览、演讲稿同步、文字讨论等,这些私有协议的加入使得先进的音视频编码技术未能标准应用,因为这些数据信息与音视频数据并行处理势必会占用相当的系统资源。

软件视频会议系统通常为 IT 技术企业、远程教育等计算机水平较高,图像质量要求不高的场所选用,系统的编码、传输、解码都是建立在单一显示终端上还原多个远端图像的原则之上,让多个图像同时在一个物理分辨率固定的终端上显示,则每个画面的显示分辨率等于显示终端的物理分辨率除以图像的数量,也就是说,无论采用分辨率多高的摄像机作为节目源、无论编码方式有多么先进,它们在终端的显示效果都是低于标准的,目前大多软件视频会议系统的分辨率为 1 CIF(即 288 左右的垂直分辨率,部分产品也能达到 4CIF 质量,但此时只能以单画面方式显示,但这一参数与视频会议的设计目的相悖),如此低的分辨率显然是无法满足手术示教对图像质量的要求。

软件视频会议系统提供了强大的系统功能,同时也造成了操作界面的复杂和操作的烦琐,而简单便捷的操作对大多用户来说是非常重要的!

针对以上几种传输方式的分析,根据当前信息发展的速度,采用集中管理控制的模式,操作方便、维护简单、管理简便,并充分考虑结构设计的合理,通过优化设计达到最经济性的目标。设计一套专业的手术示教系统,拟设计专业的示教系统——"医示通",采用嵌入式纯硬件设计,广播级的硬件编解码设备为核心,根据不同的网络状况采用 MPEG-2 或 MPEG-4方式进行硬件编码,可以获得最低 720 线的传输质量,家电化的操作界面,可以直接接驳到电视机等常规显示设备,使操作变得简单、系统工作可靠。

系统具有以下特点,并有大量的成功案例。

① 专业级的设备为完美还原画质提供保障;

② 纯硬件的编解码提升画面质量;

③ 高质量低延时的双向语音交互;

④ 以"示教"为中心控制管理体系。

6. 手术、会议及示教室设备配置

（1）配置分别如表5.1及5.2所示。

表 5.1　手术、会诊室设置表

安装位置	数量	一体化球机	拾音头
在手术室、远程会诊室配置,暂按 3 个手术室和 1 个远程会诊室配置	3	3	3

每个示教室设置 1 台示教工作站,多媒体投影机,电动幕布,音箱及功放,该工作站可以接收任意手术室的视、音频数据进行实时手术观看、手术教学和手术对讲。同时可以自动收取手术室信息,并可将视频以全屏方式通过多媒体投影仪投影到电动投影屏幕上,用于学习人员观看手术全过程。

表 5.2　示教室设置表

安装位置	数量	示教工作站	投影及显示	扩声系统
在会议示教、示教室配置,暂按 1 个会议示教、6 个示教室配置	3	3	3	3

前端选用美国 Infinova 品牌摄像机和拾音器,将前端的音视频信号采集并存储到存储服务器上,方便点播和直播手术全过程,并供日后学习和研究分析。

(2) 主要设备及性能

① 彩色一体化快球摄像机 V1725A-C1C2O6

根据工程实际情况,选用 Infinova 公司方便经济的室内型一体化彩色快球摄像机(V1725A-C1C2O6),提供 18 倍光学、12 倍数码变焦能力。

② 网络视频服务器 WDN-5002

网络视频服务器 WDN-5002 主要技术参数如表 5.3 所示。

表 5.3　网络视频服务性能表

型号		WDN-5002
系统		内嵌 Web Server,全面支持 IE 监视、配置、升级,支持 NTSC/PAL 复合视频
视频	视频输入	二路视频输入,1 V_{pp}-76 Ω,每路 25 帧/s(PAL)
	压缩方式	MPEG-4
	分辨率	从 176×144 到 720×576 可选(PAL)
	带宽	从 30 Kbit/s 至 4 Mbit/s 可设置,视频帧率根据带宽自动调节
音频	压缩方式	MP3 标准压缩格式
	音频输入	二路 ANC 100 m V_{pp}最小 17 Ω
	音频输出	一路 ANC 1 V_{pp}最小 16 Ω
	接口	3.5 mm 输入和输出立体声接口
	对讲	支持 Internet 上双向音频实时传输
网络	接口标准	以太网 10/100 Base-T,Internet 支持 10 个用户同时访问
	连接口	RJ-45 插口,支持远程云台控制
	协议传送	RTP/IP, UDP/IP, TCP/IP 或组播 IP
	协议其他	DNS & DHCP 客户
	安全	多级用户密码保护
	常规 IO	一个输入一个输出(最大 48 V AC/DC@100 mA)
	串口	RS485 可插拔式接口
	域名	支持 2 级动态域名可通过外网访问
图像	图像	亮度,对比度,色调,饱和度,单个频道的质量级别调节

续　表

录像	录像方式	本地录像(定时录像、移动侦测、报警录像)及 FTP 备份
触发事件及行动	触发条件	时间(频率) / GPIO 输入 / 行动检测
	行动	移动侦测录像,报警预录功能 5~30 s,延迟录像 30 s~2 min;继电器输出控制外围设备
安装	IP 分配	使用专用软件、ARP 或通过管理员页面
软件升级	软件升级	从网络上闪存用于升级视频编解码器和应用程序的软件
系统要求		标准浏览器如 Microsoft IE4.x 或 5.x 或更高, Netscape Navigator 4.x,运行在 Win95/98/NT, Linux 等操作系统下
工作温度		0~50 ℃ (40~125 ℉)
输入电压		12 V DC ±10%
功率		最大 5 W(12 V DC 时最大 500 mA)

四、案例:SMART VIEW 手术高清示教系统

SMART VIEW 手术高清示教系统是上海矽思(SMISYS)信息技术有限公司研制的数字医学图像技术和最新计算机通信技术的合成。通过高清级别医疗摄像机、实时现场总线技术,依靠现代医院的网络基础设施,进行手术现场的录制和直播。通过高清级/标清级的广播级手术摄像机或 ERCP, DSA, CT, X Ray,内窥镜,核磁共振等医疗系统设备,全景智能快球摄像机的视频信号,手术麻醉监护仪参数,便携式有线/无线双向通讯系统,PACS 医疗图像系统,SMART VIEW 系统将串行数据、DICOM、HL7 等信号接入并整合,通过在示教室、各科室和任意网络连接的终端计算机、投影屏幕、等离子屏幕、大屏幕液晶屏等输出系统,以广播级别高质量手术图像画面,麻醉监护信号,手术室全景信号,DICOM 图像文件复合输出整个医院网络范围内的手术过程、细节、全景、病理 DICOM 图像的显示。辅助双向语音对讲系统、专业的 HD-SDI 信号和高清/标清广播级标准的视频信号图像通过光纤,高速网络等进行直播和网络直播。并可对整个手术过程进行信号的写入与 DICOM 兼容的媒体文件格式储存保留,方便进行后期资料的备份保管,形成非常具有潜在医学价值的医疗媒体资产,可以借助其形成手术视频点播和有线网络的整合应用。

1. 设计原则

根据行业的发展规律,以及对手术示教、远程医疗系统的未来发展趋势的分析,为了不让系统在今后一段时间内落伍,所以在系统设计时坚持诸多原则,具体如下:

(1) 智能化

现代化远程医疗系统必须达到智能化,即用智能化的设备和系统,达到优质、高效、可无人值守的系统功能。

(2) 多功能化

应设计功能完善、技术现代化的多功能系统,能满足各类使用需要。

(3) 网络化

系统不仅自成体系,还可升级与本地局域网及远程网络良好对接,使其成为真正的网络化、智能化的远程医疗系统,以利于面向信息时代的网络化应用。

(4) 国际化、标准化

远程医疗系统所传达的媒体资料、使用的设备与系统应能和国际接轨,以方便中外交

流,设备接口及采用制式应是国际统一标准。

（5）数字化、多媒体化

信息时代,人们描述世界的语言已经转变为数字化,表现信息的手段也向多媒体化发展。因而,远程医疗交流的内容与手段也必然数字化、多媒体化。

（6）模块化

模块化设计可使系统功能组合灵活、扩充方便,利于个性化定制;同时,升级容易,不易浪费原始投资。

（7）易升级

在设计中,应尽量采用易升级的系统或设备,最好采用软件可升级的数字化系统。

（8）设备优选

设备选型是系统设计中非常重要的环节。应选用在国际、国内业界有口碑的,有数十年历史的,有研究成果的,产品性价比高、可靠性高、售后服务好、业绩良好的企业的产品,有较多重大工程案例。

2. 系统组成与功能

SMART VIEW 高清数字医疗手术视频示教和病理检查实况的示教系统在空间物理结构上可以划分为四大部分:手术室信号采集系统、中心控制管理服务系统、会议室输出系统、网络远程传输。SMART VIEW 高清数字医疗手术视频示教系统运用当前先进的计算机技术和通信技术,解决了手术观摩受空间限制和视频示教效果远远达不到示教要求的难题,为医学教育提供了一个很好的解决方案和正确的发展方向。该系统可以对手术现场进行高清显示处理同时提供手术过程实时广播、录制和存储,并且转化成能够在网络上可广泛传输的支持 DICOM 的流媒体格式。医护人员、指导专家以及学生可以通过计算机网络进行手术直播或者录播。同时为手术过程分析和教学提供了详细和丰富的数据分析和影像资料。

3. 系统特点

（1）高清医疗图像信号的采集与传输;

（2）高清医疗视频标准的兼容;

（3）多种医疗信号的统一集成;

（4）可扩展的后台存储;

（5）医疗标准的资料查询分析;

（6）医疗媒体资产的建立。

SMART VIEW 医疗手术示教系统为医护人员可以随时随地通过网络的手术观摩和学术交流提高自身医术水平提供了可能。若与国际互联网络连接便可以进行国际学术交流、培训以及远程医疗会诊,使异地的医生会诊跨越地域的障碍。真正实现了远程与现场的互动,医疗手术示教和医疗手术指导的结合。

第三节　远程医疗与教学系统

远程医疗会诊在医学专家和病人之间建立起全新的联系,使病人在原地、原医院即可接受远地专家的会诊及其指导下的治疗与护理,从而节约医生和病人大量的时间和金钱,在一定程度上遏制持续上涨的医疗费用。

现代医学的发展越来越快,医疗卫生人员对各类医学信息的需求越来越大,实现医学文献资源的共享成为一项非常迫切的任务,而且各类医疗卫生人员需要接受医学的继续教育,才能跟上现代医学发展的步伐。人民群众的生活水平也越来越高,对自我保健提出了更高的要求,因此急需建立一个为市民服务的保健咨询系统。

一、远程医疗

1. 远程医疗网络架构

远程医疗网络架构图如图 5.5 所示。

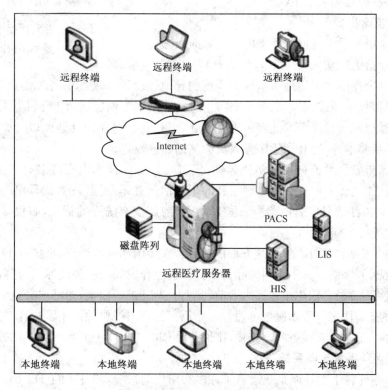

图 5.5 远程医疗网络构架图

实现远程出席指导手术的关键问题就在于如何能够让远离手术台的专家真实地感受到手术现场的状况,因此,这一技术的关键在于实现多媒体交互信息的传输。德国一些大学研制的计算机辅助外科系统利用在手术灯的中心加入照相机成功地实现了手术现场的拍摄,并将信息传输给外科专家,外科专家在监视器前指导手术的进行。他们利用这一系统已成功医治了一位有头盖骨疾病的患者。远程医疗会诊软件逻辑结构图如图 5.6 所示。

2. 现代数字化急救车远程手术

(1) 建立数字化集成系统,主要包括:

① 计算机网络系统。既保证车内局域网络,将各智能系统集成在一个控制界面上,又能完成无线联网,以便能进行远程诊断和远程治疗工作。

② 对供配电、车内空调、冷暖、湿度进行自动控制。

③ 专用的医疗信息系统和诊疗系统的自动控制。

④ 车内视频会议的监控系统和通话背景音乐系统。

⑤ 大屏幕显示和信息发布系统。

2）远程手术的未来发展

① 医疗外科机器人手术

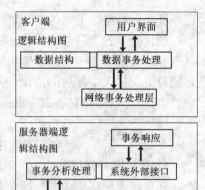

图 5.6 远程医疗会诊软件逻辑结构图

目前,医疗外科机器人手术系统的主要研究技术热点为:临床应用、微机器人、仿真、图形导航、虚拟临场、多媒体通信、遥操作研究等。根据其应用的特点,现在已经发展起医疗外科手术导航系统、机器人辅助操作系统、微创伤外科系统、虚拟临场手术系统等。

② 远程出席指导手术

远程出席指导手术是远程手术的一个方面,它充分体现了远程医疗给医生病人带来的好处。远程出席指导手术是指外科专家在不同于实施手术医生现场的异地接受手术现场的各种信息(数据、图像、声音、感觉等信息)。修改手术的模式并将信息反馈给手术现场从而指导机器人或医生进行手术。实现远程出席指导手术能够带来许多好处,有利于提高边远地区以及城市医疗服务质量,降低医疗成本,同时有利于医务人员的培训和再教育。

远程出席指导手术虽有其许多优越性,但目前发展此技术尚有许多有待解决的问题。通信的延时性往往使手术者与专家观察到的现场情况并不是同步的;远程出席指导手术的本身要求传输各种信息(图像、数据、语音等),目前还没有统一的标准,有很多不能互相协调,还需建立统一的标准。

目前,许多发达国家都在进行这方面的研究。在美国和欧洲地区,至少有 10 个研究小组正在开发远程外科系统。其中加州国际 SRI 公司已经开发成功一种被称之为"格林远程现场外科系统"的装置。外科医生坐在操纵台前,戴上一副三维摄像镜,即可观察到手术室全景及放大后清晰的患者图像。手术医生可通过命令语言指挥摄像机拍摄手术过程。另外,手术时所有的声响均可通过音频设备实现传输,哪怕是手术的细微响声也能听得一清二楚。

3. 医疗外科手术导航系统

目前,医疗外科手术导航系统已有了许多实用化的系统,如日本的 Tokyo Metropolitan Police Hospital 在整形外科中用导航系统取得了良好的效果。其系统框图如图 5.7 所示。

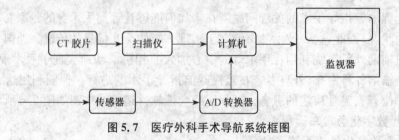

图 5.7 医疗外科手术导航系统框图

其手术步骤如下:

在手术开始之前,医生可以漫游病人手术部位的三维重构图像,从而对该部位及邻近区域的解剖结构有明确的认识,然后进行手术规划。

规划完成后,医生可在三维图像上进行手术的仿真操作,以确定手术方案的正确性。

在手术过程中,医生可观察到手术器械在人体组织中的位置和器械周边的组织信息,确保手术安全进行。

利用这一套导航系统,医生们在临术实验中对一个 21 岁脸右部骨折、面部塌陷的男孩进行手术,用机器人手臂尖来定位骨折的部位,使手术圆满成功。

4. 虚拟临场手术系统

目前,虚拟临场手术主要集中研究遥控操作、仿真规划和视觉重建三个方面。这类系统的结构如图 5.8 所示。

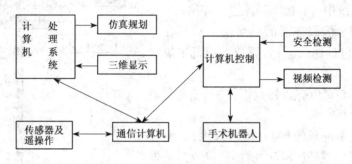

图 5.8 虚拟临场手术系统结构图

从此结构图中可以看出,系统要具有三维成像、网络通信、遥控机器人、计算机仿真和控制手术过程等多方面功能的综合才能得以实现,其难度相当大。但这种系统的应用价值很高。

二、远程医疗与教学系统连接

系统的连接如图 5.9 所示。

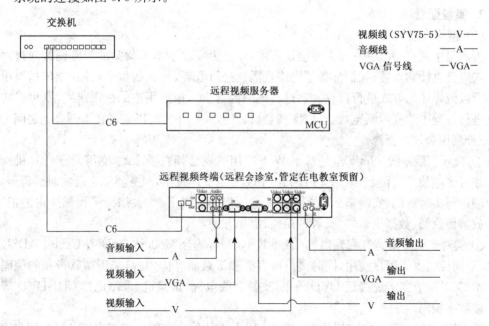

图 5.9 远程医疗与教学系统接线图

三、工程实例

以下介绍由南京聚立工程公司为盐城市第三人民医院设计的手术示教系统实例,供参考。其方框图如图 5.10 所示。

1. 系统功能

系统可完成医院方以下要求,包括:

（1）对监控点视频进行符合 MPEG-2 标准的编码器;

（2）可对系统中所有视频码流进行存储;

（3）可利用录像服务器的网络接口对其存储资料进行处理（包括回放、编辑等技术规范中规定的功能要求）;

（4）可在中心对所有监控点摄像机、云台和矩阵进行控制;

（5）能提供多种录像控制（恒定录像、触发录像、定时录像控制）,触发录像时需摄像机或其他告警设备提供触发信号;

（6）系统设备支持远程管理;

（7）通过网络的方式,只要给予相应的权限,医院内的任何一个门诊讨论室、任何的会议室都可

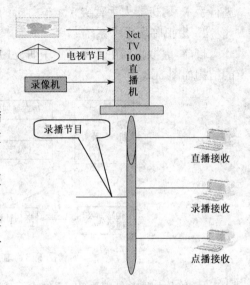

图 5.10　手术示教系统实例方框图

以作为手术示教室;医院内的任何一台计算机终端都可以作为手术示教终端。并且,远程的终端也可以通过宽带网络连接到医院的网络上,成为手术示教终端,可以方便地进行技术交流。

2. 系统配置

（1）网络直播机 H-stream NetTV 100

为满足医院直播、点播、储存及会议需求,以及为实现手术示教室的视频图像通过网络的形式进行直播和点播,我们配备了网络直播机进行音频、视频的编码,并安全传送至中心服务器以流媒体的方式进行保存。通过其他网内的 PC,根据用户的权限级别,既可以实现会议进行过程中的同步浏览,也可以实现会议后的点播,并且可以实现在不同会场之间的切换,充分利用会议的资源。

① 视频直播系统（NetTV）是基于 Web 应用的视音频直播系统,它综合了计算机网络技术和视音频技术的优点,采用先进的 MPEG-4 编解码技术,服务器端进行实时编码压缩,客户端进行实时解码、实时播放。在保证图像质量的前提下,大大缩减了视频所占的带宽,其播放画面流畅、数据更新快捷、管理简便、操作方便。

② 实时产生多带宽音视频内容（28.8 K～3 M）,适合 Modem、ISDN、Cable、ADSL 和 LAN 不同接入方式用户使用,同时提供可直播和下载流媒体内容,采用微软最新的编码压缩技术,600 K 带宽实现接近 DVD 效果,支持有线电视、摄像机、录像机、VCD、DVD 等信号直接数字编码。

③ 客户端使用普通的多媒体 PC 机,以 Web 方式接收直播信息或点播节目。用户输入

IP 地址或域名后,出现 Web 页面,该页面分三部分:

　　a. 用户登录部分,老师或学生输入用户名及口令;

　　b. 直播部分含直播频道(最新公告、直播列表),点击直播频道,收看节目;

　　c. 点播部分含点播分类栏目、点播列表等,点击点播列表里的节目名称,收看节目。

　　④ 客户端媒体播放形式:用户的点播界面可以根据用户实际情况,自行进行个性化的设计。

　　网络直播机系统功能为:

　　① 同步直播

　　a. 实时会议、培训同步直播,在有 POLYCOM、VCOM 等会议系统的应用中,网络直播系统(NetTV)将会场实况(由会议系统控制模块,将视音频信号切换到网络直播机中)通过网络直播发布到网上,使网络上更多的终端能够收看到会议、培训实况;

　　b. 通过严格分级授权管理机制,保证只有授权的终端才能通过远程收看会议、培训实况;

　　c. 直播接收:在网络环境具备的教室,可以设置若干个接点,通过网络选择正在直播的讲演进行接收。

　　② 实时录制

　　系统在实时直播的同时,可以将直播的内容录制下来,保存到服务器上并制作成完整的流媒体格式文件或直接刻录成光盘,以供未参会人员点播收看并存档。企业高层可以在任何时间观摩会议、培训内容,进行评估。

　　③ 在线点播

　　可以将保存下来的文件同步上传到服务器上,供相关人员会后随时点播。还可在网上发布,让更多的员工分享企业文化资源。

　　④ 服务管理

　　为了保证会议的秩序和文件的安全控制,系统提供了强大的服务管理功能,对用户、直播、点播任务进行严格的认证和控制。同时还对服务器的状态及负载能力进行监控。

　　网络直播机 TV 100 技术特性为:

　　① 支持 TCP 网络协议,可穿越网关、路由器以及防火墙,无论在广域网、城域网还是局域网都可以进行音视频直播;

　　② 8 位或 16 位单声道或立体声,采样率最大达 48 kHz(全双工);

　　③支持目前流行的 Microsoft Windows Media,系统实时产生多带宽音视频内容(28.8 K～3 M),500 K 带宽实现接近 DVD 效果;

　　④ 视音频同步,稳定地 24×7 工作;

　　⑤ 系统适应不同的网络环境,采用最新的流媒体技术,可以在带宽一定的情况下,实现高质量的音视频效果,同时也节省了客户硬件资源,并且能够根据网络的实际环境(适合 Modem、ISDN、Cable、ADSL 和 LAN 不同接入方式用户使用),以自适应的方式实现流畅播放;

　　⑥ B/S 结构,操作使用均以 Web 方式实现;接收端多频道选择,支持用户权限分级管理,允许或限制指定客户端收看;

　　⑦ 支持自动、手动两种方式录制直播节目,无需人工干预,极大地提高了自动化程度,

减轻在信息中心的工作人员的维护工作量;

⑧ 支持安全认证机制,完善的系统日志记录与查询,自动记录下任何时间系统的日志信息,包括:服务器状况、用户接入情况信息,可供以后方便查询;

⑨ 不限并发用户,即可同时接入观看的用户数目可以根据网络情况自由扩展,百兆网可同时支持 500 左右的用户数;对于多种流媒体格式均能够实现大量并发用户。

系统设备配置如表 5.4 所示。

表 5.4   系统设备配置表

	硬件及数量	软件及数量	其他附件
1	H-Stream NetTV 100 直播机 1 台 分紧凑型机箱、1U 机架式机箱两种	Windows 2000 Professional 1 套 H-Stream AVENCODER 编码控制软件 1 套(含本地和远程)	15″纯平彩显
2	WEB 服务器、媒体服务器	H-Stream 管理软件(会议版)1 套 H-StreamAV+SCMediaServer 软件 1 套 Windows Media Server 软件 1 套(用户提供) Windows 2000 Server 软件 1 套(用户提供) SQL 7.0 软件 1 套 Windows Media Server 软件 1 套(用户提供)	
3	接收计算机(用户提供)	H-Stream 播放软件 1 套	
4	建议用户配置管理工作站	H-Stream 管理软件 1 套,如果用户没有专门的管理工作站,可在 NetTV 直播机上安装使用	

(2) 数字硬盘录像机

系统采用嵌入式全实时 MPEG-4 DV-109C 系列硬盘录像机,其优点为:

① 功耗低、速度快、图像清晰、压缩比高,彻底杜绝系统发热;

② 独特硬盘管理技术,大幅度降低硬盘工作时间;

③ 多路独立硬件编解码压缩,真正实现多路音视频实时(25 帧/秒/路)同步,硬盘读/写数据快捷、方便,最大限度延长了硬盘寿命;

④ 独特降噪芯片,有效增强图像清晰度;

⑤ 采用增强型 MPEG-4 压缩编码技术及专用 ASIC MPEG-4 编解码集成;在相同画质条件下,占用硬盘空间是 MPEG-1 压缩算法的 $1/3 \sim 1/6$;

⑥ 采用优化模糊检索算法及智能型缓存分配技术,真正实现 16 路实时显示;

⑦ 采用嵌入式按键及遥控操作模式,人机界面友好,全中文图形化菜单操作界面(GUI),每路视频均附带汉字标题及时间显示,标题内容可任意设置。

其功能为:

① 多任务操作系统(RTOS),完全脱离 PC 平台设计的不稳定,彻底杜绝了病毒的侵入,性能稳定,启动迅速,系统参数及程序固化在 FLASH 中,掉电永不丢失;

② 支持单帧图像回放及图片转换,支持多种录像方式,支持多种分辨率显示,支持流协议(RTP/RTCP、RTSP),支持 IE 浏览,支持双向语音对讲,支持变码率及变帧率,支持CDRW/DVD/USB 移动硬盘等数据设备。

其实时监视功能为:

① 监视器、VGA 显示器等多种输出接口;

② 实时单画面\四画面\九画面\十六画面多画面监视和录像；

③ 视频压缩采用增强型 MPEG-4 固定码流、增强型 MPEG-4 可变码流及帧率；

④ 最大支持 16 路音视频信号独立同步实时压缩，录像\回放音、视频同步，绝无滞后；

⑤ 手动录像、定时录像、报警联动录像、动态检测录像等多种录像模式，并具有预录功能；

⑥ 每路视频均有 5 个可选压缩级别（差、普通、较好、好、最好）；

⑦ 支持多种分辨率，从 FULL D1(704×576)到 QCIF(176×144)；

⑧ 每路音频信号可实时音频监听。

其回放功能为：

① 16 路音视频全实时录像的同时，可实现单路回放；

② 采用时间流设计，实现快速检索；

③ 录像检索可按通道，日期时间及报警事件检索；

④ 可将监控画面拍照成图片，作为证据资料；

⑤ 多种录像回放模式：快放、慢放、向前、向后、暂停及逐帧播放等方式；

⑥ 录像分辨率最高可达 D1(704×576)视频分辨率。

其存储功能为：

① 内置 1~8 个 IDE 硬盘，通过扩展 IDE 接口卡可挂接更多数量的硬盘，每个硬盘接口均可直接支持超大容量的硬盘；

② 硬盘工作采用非工作盘休眠方式，减少发热和功耗，延长硬盘寿命；

③ 硬盘录像文件可以选择覆盖式循环记录和非循环记录；

④ 可通过网络下载硬盘上的录像文件；

⑤ 录像文件可通过硬盘录像机上的 USB 接口进行备份；

⑥ 硬盘、光盘等多种备份方式；

⑦ 支持 1394 总线设备。

其网络功能为：

① 具备远程网络实时监视及录像文件下载；

② 远程网络查询及回放硬盘录像机上的录像文件；

③ 远程网络实时记录视频压缩文件；

④ 远程网络文件备份，可将录像文件备份到网络上有权限的计算机上；

⑤ 可同时对八台硬盘录像机进行监视录像、远程备份及远程控制；

⑥ 多点看多点，可同时向八台网络上有权限的计算机，发送不同画面的 8 路视频图像并分别受控；

⑦ 支持双向音视频传输；

⑧ 远程网络云台镜头控制；

⑨ 远程网络控制布防和撤防；

⑩ 可通过网络进行双向语音对讲；

⑪ 远程报警信息接收处理及系统日志查看；

⑫ 支持流协议(RTP/RTCP、RTSP)，可通过 IE 浏览器直接访问控制；

⑬网络流量自动调整，网络流量较大时自动降低图像数据流量，以保证网络上其他业务的正常进行。

第四节 锐取手术示教和手术转播系统

一、概述

深圳锐取信息技术股份有限公司是一家专注于多媒体录播产品和技术服务提供商,其锐取手术示教和手术转播系统以多媒体录播系统为核心,基于 IP 网络实现手术室、诊断室、检查室、治疗室和示教观摩端(示教教室、学术报告厅等)之间全面的信息沟通和交流,系统管理人员在管理控制中心对系统进行远程管理和控制,专家也可在此进行示教及观摩讲解。

结合医院手术示教和手术转播等应用的需求特点,手术室等场所的医疗影像及其他可视信息以单项传输为主,音频采用双向传输,方便手术室、示教端、控制中心等多方之间的沟通和交流。锐取手术示教和手术转播系统可应用于各级医院和医疗培训机构,满足用户手术示教、手术转播、远程医疗等应用的需要。

1. 系统结构

锐取手术示教和手术转播系统结构如图 5.11 所示。

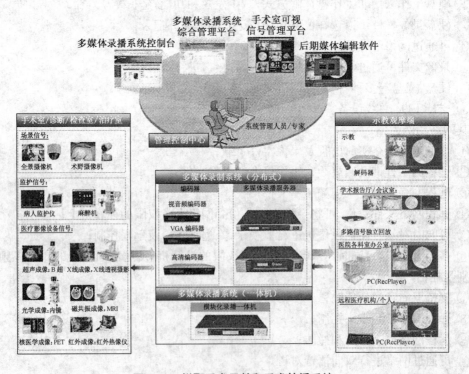

图 5.11 锐取手术示教和手术转播系统

2. 系统组成

按照系统中组成设备的工作原理,锐取手术示教/手术转播系统由五个部分组成:信号采集模块、信号存储转发模块、信号接收显示模块、控制管理模块、语音交互模块。如图5.12所示。表5.5所示为五个组成部分的功能。

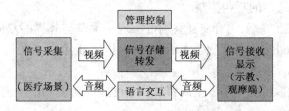

图 5.12　锐取手术示教和手术转播系统组成图

表 5.5　手术系统组成及设备功能

组成部分	功能	设备组成	部署场所
信号采集模块	采集医疗活动中各种可视信号(如场景、监护仪器、医疗影像设备等信号)编码压缩后通过IP网络发送给多媒体录播服务器	各种类型的编码器、摄像头(如全景摄像机、术野摄像机等)	手术室、诊断室、检查室、治疗室等医疗活动场所
信号存储转发模块	将通过网络接收到的前端各种编码器发送的码流进行多路组合录制存储于多媒体录播服务器,同时通过网络发送直播视频流到接收显示端,可响应接收显示端的点播请求发送	多媒体录播服务器、网络存储IP-SAN	机房或管理控制中心
信号接收显示模块	从网络接收视频流解码后输出给各种显示设备	RecPlayer 软件 PC 客户端、解码器(硬件方式)、录播多路信号独立回放系统	示教教室、学术报告厅、会议室、医疗科室办公室、远程医疗机构等示教观摩场所
管理控制模块	通过 IP 网络对整个系统进行集中管理控制以及系统的功能扩展	多媒体录播系统控制台、多媒体录播系统综合管理平台、手术室可视信号管理平台、后期媒体编辑软件	管理控制中心
语音交互模块	实现手术室与示教观摩端的双向语音交流	语音交互终端、多方语音交互系统、回声抑制器	手术室、诊断室、控制室、治疗室等医疗活动场所;示教观摩场所

3. 系统功能

通过该系统医护人员无需专业培训便可通过图形化的界面,快捷地操控数字化手术室内的 ICT 类设备,完成下述功能:

(1) 对手术示教显示设备的控制

通过对信号路由设备的控制实现手术室内吊臂显示屏、壁挂显示屏等显示设备所显示信号的按需切换。便于医生、助手能根据自身位置需要选择适合自己观看的显示器并按需要显示所要观看的医疗影像。

(2) 对手术示教/手术转播系统的控制

医护人员使用触控屏可控制交互终端(手术室端)手术录像开始、停止;控制手术转播开始、停止;转播静音、拍照、手术室全景摄像机控制等功能。

(3) PACS 信息查询、调阅

医师通过触控屏可简单地操控后台设备，实现手术录像、手术转播、信号切换、PACS信息检索调阅、病人信息调取、背景音乐播放等功能。

（4）与手术室外通话的呼叫控制

通过锐取医疗交互终端、语音交互终端可实现手术室与外界的双向视音频通讯或双向音频通讯。手术室内外通讯可实现手术示教、手术指导、远程会诊等医疗应用。

（5）手术室背景音乐播放

通过背景音乐播放可实现手术室内背景音乐的播放功能，给进入手术室的病人、医生创造舒适、放松的医疗环境。

二、系统组网

锐取数字化手术室示教/转播系统组网示意图如图5.13所示。

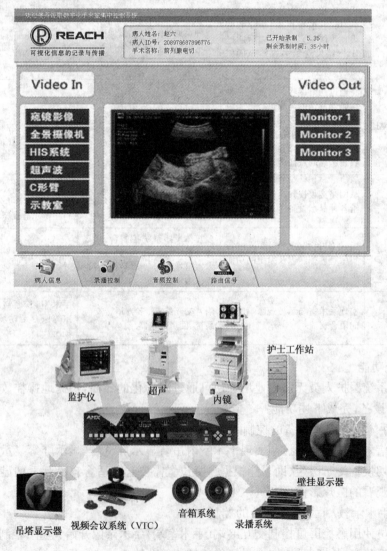

图5.13　手术室组网示意图

三、解决方案

1. 单间手术室手术示教/手术转播解决方案

（1）需求特点

① 需要完成单间手术室或其他检查室内医疗设备图像的录制及网络直播；

② 记录或直播的信号数量为1～6路；

③ 手术室或其他检查室与示教室、会议室进行双向语音交流。

（2）方案配置

如图5.14所示，手术室或其他检查室内部署一体机（CL4000系列），一体机内置四个信号模块，可支持最多6路医疗设备信号输入（同时支持最多四路高清），可接入内镜、术野摄像机、生命监护仪、PACS、HIS等各种医疗图像信号。一体机接入多路信号后对信号进行编码、组合录制，同时将多路信号在网络上同步直播。示教室、会议室内的医师可使用电脑接收手术/检查的直播。

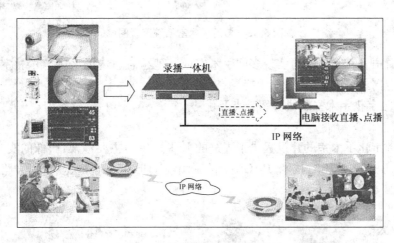

图5.14 单间手术室系统配置图

通过配置语音交互终端可实现一间手术室或其他检查室内的医师与示教室、会议室内的医师进行双向语音交流，进行手术指导、提问交流等。

2. 全院级多间手术室手术示教/手术转播解决方案

（1）需求特点

① 需要完成多间手术室或检查室内医疗设备图像的录制及网络直播；

② 记录或直播的信号为1～6路；

③ 手术室或其他检查室与示教室、会议室进行双向语音交流。

（2）方案配置

如图5.15所示，全院采用分扣式录播系统解决方案，每间手术室或检查室按录制、直播需要部署不同类型的编码器，前端编码可接入内镜、术野摄像机、生命监护仪、PACS、HIS等图像信号，编码器采集各种丰富的医疗图像信号编码后通过网络发送给后端的录播服务器；录播服务器接收多间手术室内的信号对多间手术室进行同步录制、直播。示教室、会议室内的医师可使用电脑接收手术/检查的直播。

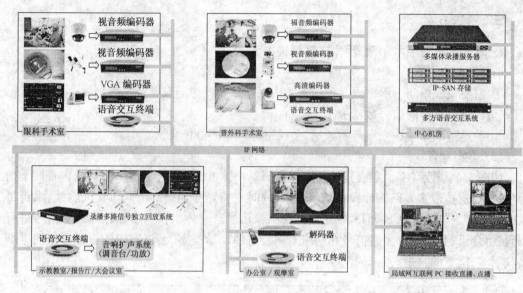

图 5.15　多间手术室系统配置图

通过配置语音交互终端可实现多间手术室或其他检查室内的医师与示教室、会议室内的医师进行双向语音交流,进行手术指导、提问交流等。

3. 锐取数字化手术室解决方案特点及优势

(1) 特点

锐取为数字化手术室的建设提供了先进的 ICT 引擎。主要涉及:影像的实时采集存储与传输、影像压缩与解压缩技术、PACS 影像调阅与 HIS 信息查询、显示信号路由、语音通讯等内容。如图 5.16 所示。

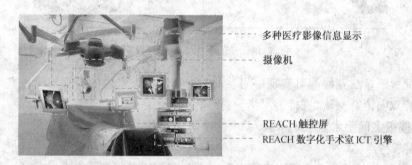

图 5.16　数字化手术室影像语音通讯架构图

通过触控屏中的锐取数字化手术室集中控制系统,医师可实现:设备集中控制、信息检索查阅、手术室内外通讯交互、手术视频记录与传输、显示路由(切换)等功能。如图 5.17 所示。

(2) 优势

① 全面记录、同步存储、同步回放

如图 5.18 所示,单间手术室支持多达 6 路可视信号的同步组合录播,可满足复杂手术及诊治环境下(如心脏介入治疗手术)医疗影像信号的全面完整记录,录制信号存储在一个单一文件中,方便传播及事后同步回放。

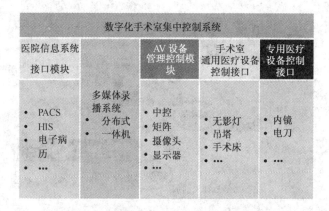

图 5.17 数字手术室集中控制系统图

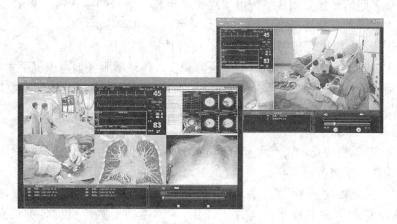

图 5.18 复杂手术环境下手术示教录制效果

② 高清影音记录

视频清晰度采用最先进 H.264 算法,支持 720P/1080i/1080P,向下支持 CIF/4CIF/480i/576i,最高可达 1920×1080,音频采用 AAC-LC 算法,44.1K 及以上采样,可高清晰记录和传播手术全程影音信息,充分展示手术示教和手术转播成果。图 5.19 为其示意图。

③ 接口丰富,支持各种专业医疗影像设备信号采集

支持复合视频、分量、VGA、DVI-i、HDMI、SDI/HD-SDI 等各种信号接口,可满足全景摄像机、

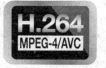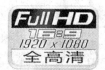

图 5.19 高清视音频示意图

术野摄像机、内镜、病人监护仪等现场视频与各种医疗影像设备信号的同步采集、录制、传输的需要。

④ 灵活多样的示教观摩接收显示方式,方便各种示教观摩场所灵活选用

锐取手术示教和手术转播系统提供三种接收显示方式:解码器(硬件方式)、录播多路信号独立回放系统(硬件方式)、PC(RecPlayer,软件方式),用户可根据示教观摩场所的功能及用途进行灵活选择。如图 5.20 所示。

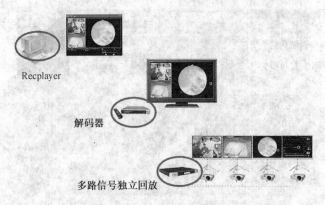

Recplayer

解码器

多路信号独立回放

图 5.20　三种显示图

其中录播多路信号独立回放系统可实现 4 路 1080P 信号的独立输出显示,非常适合学术报告厅等大型示教观摩场所全面、清晰显示示教观摩内容需要。

⑤ 分布式架构,模块化布局,充分满足系统弹性扩展需要

系统采用分布式架构,模块化布局,编码器和多媒体录播服务器可根据手术室的类型和数量进行灵活组合,可视信号管理平台等功能模块可根据系统规模及管理需要进行配置部署,单台多媒体录播服务器可最多扩展满足 8 间手术室的手术示教需要,可充分共享原有资源,后期扩容成本更低。

系统的分布式、模块化的特点可充分满足系统随医院整体信息化建设的弹性扩展需要,弹性扩展体现在两个维度:

应用扩展:从基础的手术示教、手术转播应用扩展到到远程医疗、远程探视,进而到医学课件制作、医学培训资源共享平台等深入应用,可弹性满足医疗机构各类信息化应用的需要;

机构扩展:从院内各机构、科室扩展到院外医院、院校、医疗主管部门等各相关机构,可充分在全社会利用和共享医疗资源。

⑥ 灵活多样的交互方式,方便各种应用开展的需要

系统支持在线文字交互、多方双向语音交互、多方视音频交互等交流方式,提供方便的在线人员统计等管理功能,可方便各级医疗机构,尤其是教学医院开展远程医疗教学等应用的需要。如图 5.21 所示。

⑦ 与医院原有信息化系统(OA/E-Learning/HIS/PACS/EMR 等)无缝融合

系统采用基于 Web 的 B/S 架构,提供增值开发包及后期媒体编辑软件等管理软件,可与医院原有的 OA/E-Learning/HIS/PACS/EMR 等系统无缝融合,方便医生随时随地进行观摩和学习。

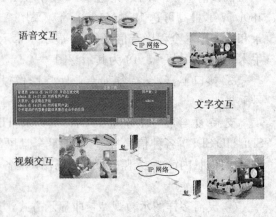

语音交互

文字交互

视频交互

图 5.21　语言、文字视音频多种交互图

四、主要模块与设备

（1）锐取触控屏

锐取数字化手术室集中控制主机（ICT引擎）。

（2）锐取数字化手术室信息检索查阅模块

在手术室中医师、护士可通过专用工作站及医院内的网络登录院内信息系统（PACS\HIS\LIS）检索查阅病人的检查资料、化验结果等各种电子信息，便于医师在手术中也能查看病人资料，及时获得所需资料用于治疗决策。如图5.22所示。

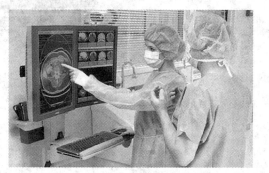
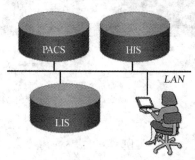

图5.22　数字手术室信息查阅和检索图

该部分主要使用的设备：专用工作站（采用墙壁嵌入式安装的电脑工作站及专用PACS显示屏）。

（3）锐取数字化手术室内外通讯模块

通过视频会议终端、语音交互终端可实现手术室与外界的双向视音频通讯或双向音频通讯。手术室内外通讯可实现手术示教、手术指导、远程会诊等医疗应用。如图5.23所示。

该部分主要使用的设备：语音交互终端（实现双向语音交互）；视频交互终端（实现双向视音频交互）。

（4）锐取数字化手术室视频传输与记录（示教与直播）模块

通过采用锐取录播系统采集手术室内丰富的医疗可视信号完成手术室视音频传输与记录，实现医院内手术示教手术直播。如图5.24所示。

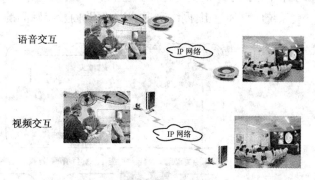

图5.23　手术室与外界视音频双向通讯图

该部分主要使用的设备：多媒体录播系统分布式（按需要配置前端编码器和录播服务器）；网络存储（IP-SAN）。

（5）锐取数字化手术室显示信号路由（切换）模块

通过采用中控、矩阵等设备实现手术室内多个显示屏显示内容的切换。

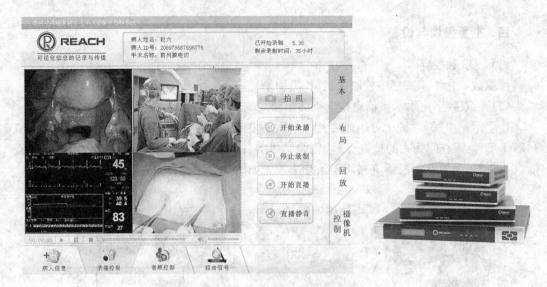

图 5.24　视频传输与记录图

五、工程实例

1. 香港大学牙科学院(Faculty of Dentistry,The University of Hong Kong)

中国唯——所全英文教学的国际著名的牙科高等学府,提供国际化的高质量牙科本科及本科毕业后各种研究学位教育课程,拥有一套完善的、国际级的临床研究生专业学位教育体系和系列课程,成为了全球最优秀的牙科医院之一。

香港大学牙科医院手术室的旁边设置了一间观摩室,来进行牙科手术示教,方便学生可以看到手术室里面的整个牙科手术过程,如图 5.25 所示。手术室里面安装了两个高清摄像头,同时,X 光片及教学 PPT 也要在观摩室中显示。学生在观摩室的 LCD 大屏幕显示器观看手术室里的手术的实时过程。整个手术的过程需要被录制下来,学生以后还可以回放,而且整套系统应该通过 IP 网络实现,以方便院内及院际间的牙科学术交流需要,如图 5.26 所示。

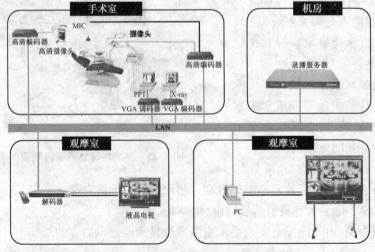

图 5.25　香港大学牙科医院手术室布局图

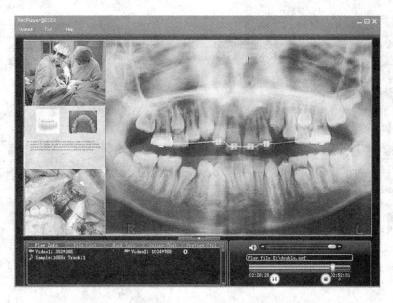

图 5.26 示教观摩效果

2. 孝感市中心医院

孝感市中心医院(华中科技大学同济医学院附属孝感医院)是一所集医疗、科研、教学于一体的现代化大型综合性医院;是全市唯一的"三级甲等医院"、国际"爱婴医院"和亚洲国际紧急救护中心网络医院。

(1)用户需求

为进一步加强医院科研、教学的综合水平,孝感中心医院决定在新建外科楼中4间手术室部署手术示教系统。这4间手术室分别为:1号手术室(心胸外科)、8号手术室(骨科)、11号手术室(泌尿外科)、13号手术室(普通外科)。手术示教系统要求将手术场景在网络中进行实时直播及录制,收看人员可通过在手术观摩室或通过个人桌面电脑收看手术直播及点播回顾已录制的手术视频。此外在观摩室收看的人员可与手术室中的医生进行实时的交流。

(2)解决方案

此次孝感中心医院手术示教系统采用的解决方案是锐取针对医疗行业手术示教、医疗观摩等以"医疗影像等可视化信息的记录与传播"为核心需求在业内率先推出的全新医疗行业整体解决方案,方案涵盖诊断、检查、治疗、手术等各医疗环节,以满足孝感中心医院对此次项目手术示教、医疗观摩等应用的需求。如图5.27所示。

(3)方案说明

本套方案是通过采用以锐取分布式手术示教系统为核心的一系列产品来实现的。整个系统包含手术室端、观摩室接收端、管理端以及客户端。

① 手术室端:基于IP网络的高质量的信号采集及交互

4间手术手分别部署了2套锐取编码器和1套语音交互终端。如图5.28所示,其中编码器用以采集手术室内的高清术野摄像机、STORZ腔镜、全景摄像机等设备的图像信号;语音交互终端则可以和观摩室内观看人员进行实时交流。

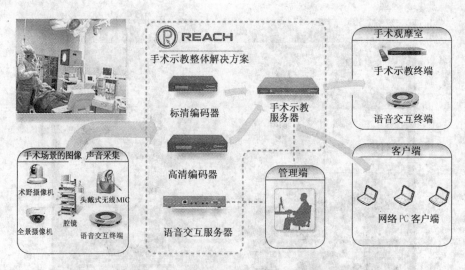

图 5.27　孝感中心医院手术示教系统整体解决方案

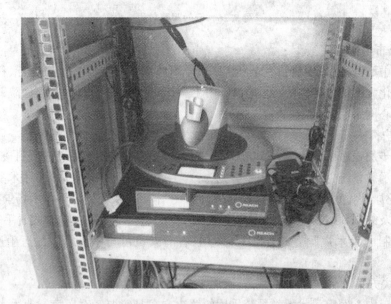

图 5.28　手术室设备布置图

② 观摩室接收部分：观看高清图像的手术场景

在两间观摩室内分别部署了 1 套锐取高清手术示教终端和 1 套语音交互终端，用于接收手术室内的视音频信号及交流。图 5.29 为观摩室收看手术场景。

③ 管理端：简单及高效的管理及控制

基于网络的设备管理及监控，用户管理员可直接通过网络对架设在机房中的服务器进行管理，如图 5.30、图 5.31 所示。特有的手术室监控软件可对手术室内摄像机进行远程控制。

④ 客户端：将手术示教扩展到桌面

网络内的任何电脑都可通过手术示教服务器观看到整个手术室的实况。如图 5.32 所示。

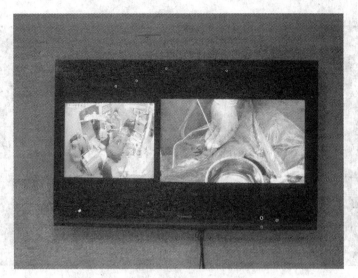

图 5.29 观摩室收看手术场景

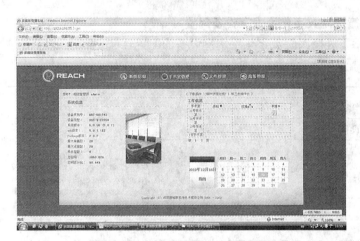

图 5.30 手术示教服务器管理界面

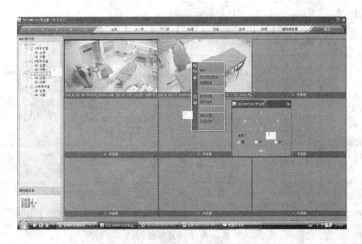

图 5.31 手术示教监控软件界面

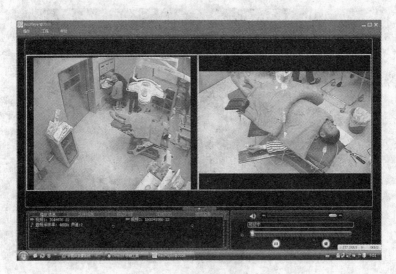

图 5.32　客户端接收手术实况

3. 天津肿瘤医院数字化手术室设备配置

表 5.6 列举了肿瘤医院数字化手术室设备的配置,供参考。

表 5.6　天津肿瘤医院数字化手术室设备配置表

序号	产品名称	规格型号	品牌	参数指标、功能	数量	单位	备注
一、中央控制机房设备							
1	多媒体录播服务器	M400	REACH	支持多间数字化手术室内多路信号的录制、网络直播、存储。配置 DSS 基本硬件系统及嵌入软件,内置 2T 存储空间,双千兆网络接口	1	套	
2	设备机柜		定制	国标,1.4 m 机柜	1	套	
二、3 间数字化手术室设备							
1	吊塔显示器	24 寸宽屏显示器	JUSHA	医疗专用显示器,白色外观	3	台	
4	全景摄像机,带云台	HD80	HANRUI	720P 高清	3	台	
2	手术室墙壁挂装显示器	46 寸液晶电视	SHARP	46 寸液晶,壁挂安装	3	台	
5	前端编码器	ENC	REACH	采集手术室内的医疗设备信号并发送给录播服务器,H264 图像编码	3	套	
6	数字化手术室集中控制触控屏及主机	Center22	REACH	一体化触控屏结构,内置专用软件,实现手术室设备的集中控制、信号路由、手术转播控制、手术录像控制等功能	3	套	
7	矩阵及中控主机	CHM-88M	REACH	实现信号路由,各个显示器可自由切换显示的信号	3	台	
9	音响系统	All in One	LAX	包含音频输入、调音、扩音、音箱	3	套	
10	IP 语音交互终端	PJP50	雅马哈	支持 IP 网络、电话线路的双向音频交互	3	台	
11	医用无线耳麦	S70n	缤特力	单耳佩戴式,麦克风及耳机一体式设计	3	台	
12	网络交换机	8 口	H3C	8 口百兆交换机	3	台	

续　表

序号	产品名称	规格型号	品牌	参数指标、功能	数量	单位	备注
13	设备机柜		定制	国标，1.4 m 机柜	3	套	
三、示教室设备							
1	图像解码器	DEC1000	REACH	解码输出手术室的图像并显示到大屏幕或液晶电视上	1	台	
2	IP 语音交互终端	PJP50	雅马哈	支持 IP 网络、电话线路的双向音频交互	1	台	
3	音箱系统	All in One	LAX	包含音频输入、调音、扩音	1	套	

第六章

信息发布、查询及会议系统

第一节 信息发布与多媒体信息查询系统

一、概述

信息发布(电子公告)与多媒体信息查询系统为医院对外提供业务宣传信息,便于就医者及时了解医疗资源的最新情况,便于就医者及时了解各科室服务内容、分布,系统提供病人住院费用、各种医疗费用、药品信息等信息查询,是医院与患者信息沟通的重要手段。

电子公告与多媒体信息查询系统采用多媒体控制技术,系统可以通过网络,将不同信息发布到不同场所。可在大楼的主要入口处设置大屏幕公共信息多媒体显示屏,在门诊各候诊厅、休息等候区、电梯公共等待区设置多媒体显示屏。系统可采用集中控制的方式。

公共区域的系统设计要包括以下内容:

1. 外源对接

该系统采用开放式平台开发,充足的外部扩展接口,对外部数据源整合灵活实用,软件易于整合接入外部数据源(OA、数据库),可以根据医院实际需求量身定做发布实时信息流。

2. 联网发布

系统采用 B/S 和 C/S 结构,通过 IP 网络实现远程信息发布和管理,适用局域网、广域网、互联网和专线网络,把控制主机制作的节目素材、播出表、字幕和同步时间等分送到分布各处的播放机上播出,并把播放机的信息返回控制主机。系统支持 GPRS/CDMA 无线网络,支持断点传输;可以根据用户实际网络带宽,调整传输速度,网络适应性强。

3. 自由分屏

系统能够预制模板或者自由式编辑模板,画面随心所欲,将 PPT、Flash、JPG 图片、字幕、视频、音频、网页、天气等信息任意组合在一个屏幕上分区显示,可任意调整各区域大小,能直接调用网站上的新闻和天气等内容并与网站同步刷新;字幕编辑能够任意调整字体的大小、颜色、背景、位置;字幕还可以从左到右、从下往上滚动。

4. 媒体处理

系统能流畅地发布多媒体动态信息(文字、图像、音视频等)、静态信息、网络信息,支持多种信息组合方式,包括文档资料(Word 等),动画(Flash 等),幻灯(PowerPoint),图片(JPG、BMP、GIF 等),视频(MPEG-1、MPEG-2 等)。

二、系统功能

1. LED 电子公告系统功能

建成后的 LED 显示系统可以实时动态显示医院的特色介绍、科室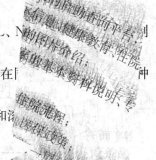布。还可与排队系统连接，显示排队信息等。另外还具备以下功能：

（1）实时显示视频图像，电视、摄像、影碟等视频信号；

（2）播放 VCD、DVD 和各种自制的视频信号节目，支持 PAL、N 式；

（3）显示各种计算机信息、图形、图像及二、三维计算机动画，在 信息，如文字、图像、动画等，可任意进行 编排；

（4）有多种播出方式，如：翻页、移动、缩小、放大、闪烁、开窗和漏

（5）支持多语言系统，有多种中文字体和字型可供选择；

（6）背景图像显示、新闻发布、通知、标语、广告信息显示；

（7）配有声卡，具有声音接口，可与广播系统连接，达到声像同

（8）系统有功能性故障自检功能；

（9）可连续工作，适应于各种需长时间播放的场 介

2. 多媒体信息查询（触摸）系统功能

多媒体信息查询系统是一个提供方便快捷

（1）医院概况、专家介绍、就医指南、公示信息

（2）专科介绍包括科室的文字介绍、科室的图

（3）专家介绍包括专家就诊时间总表、专家的 绍、专 家的个人照片；

（4）就医指南包括门诊就医流程、科室分布、住

（5）公示信息包括药品价格、医疗服务费价格、

（6）住院费用查询包括查询当天发生的费用、查询一 用的费用、查询本次住院历史中任 意一天的费用、查询本次住院历史中任意一段时间的 用、查询住院以来的全部账单、查询 住院以来的缴费记录、医院通知。

三、系统架构

图 6.1 为多媒体查询系统拓扑图。

四、主要显示/查询系统

1. 触摸屏查询系统

在室内大厅等人员流动较大的场所配置信息查询导引系统，应符合残疾人和病人家属 的使用要求。通过大屏幕显示屏、触摸屏等多种方式，对外宣传、显示，并供查询相关信息。

触摸屏引导系统应同时支持单机和联网两种方式。所谓单机方式是将查询服务信息存 储在硬盘上，不通过网络即可查询信息。所谓联网方式是在计算中心配置有专门的查询服 务器，查询一体机可以访问查询服务器上的信息，进一步（如允许）还可以通过网络系统访问 Internet，从而使用客户获得更多的信息。采用联网方式的触摸屏查询系统如图 6.2 所示。

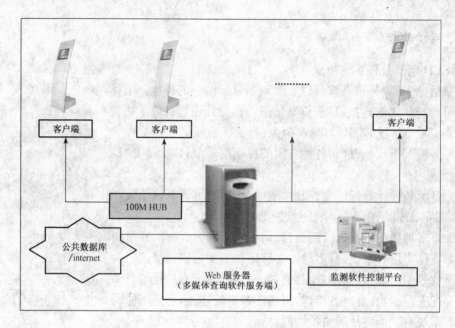

图 6.1 系统拓扑结构图

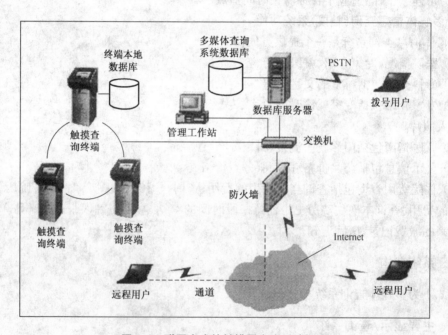

图 6.2 联网方式的触摸屏查询系统框图

系统采用 B/S 结构联网运行,信息采用网页的形式存放在 Web/数据库服务器中,每台触摸屏主机使用专用 IE 浏览器软件,通过内部局域网访问 Web 服务器的方式。信息更新只需在 Web/数据库服务器端进行,无需更新每台触摸屏主机的信息。可实现所有触摸屏主机的信息共享。从网络的安全性考虑,多媒体触摸屏信息查询系统的 Web 服务器使用独立的服务器,并在内部局域网中采用 VLAN 技术,将多媒体触摸屏子网作为一个单独子网,保证内部局域网的安全性。系统能设置不同的查询权限,设定开关机时间。能根据需求,通过扩充软件模块实现功能的扩展。

系统由触摸屏、显示器、主机、机柜及配件、智能定时开关器、软件等组成。

（1）前端控制系统

触摸屏作为大屏显示系统的最前端，显示效果的优劣决定了整个系统的建设成败，对屏体的技术、技能要求应该是最严格的。

（2）后端控制系统

后端控制部分包括信息查询系统软件、主控计算机、图像处理软件等，为系统前端显示设备提供显示节目源，所有需要发布的信息、视频、图像等信息都必须通过控制系统的处理才能够在前端显示。

信息查询系统软件安装在主控计算机内，并结合图像处理卡及其他可使用的外部设备（摄像机、录像机、影碟机等），使得后端控制系统可具有如下多种功能：

① 具有基本的导航、浏览、查询等功能；

② 需要操作简便，图文并茂，具有良好的交互性；

③ 能够更新查询内容；

④ 系统能够设置定时恢复缺省界面（如主界面）显示状态，方便新的用户进入；

⑤ 能够对用户使用权限的部分限制，不能让用户任意更改系统或进入其他系统操作；

⑥ 具有局域网接口。

2. 大屏幕显示系统

LED显示屏是近年来新兴起的一种电子宣传媒体，广泛用于室内、外的各种信息发布、新闻报道等诸多用途，可以及时、醒目、多样地传递各类信息，如图6.3所示。图6.4为信息显示系统原理框图，图6.5所示为医院智能多媒体显示控制图。

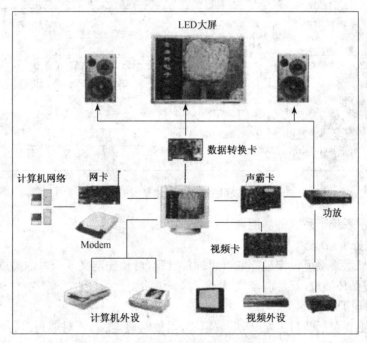

图 6.3 LED 大屏幕显示系统图

141

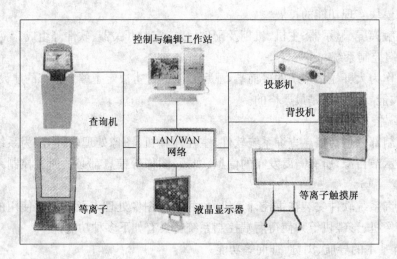

图 6.4 信息显示系统原理框图

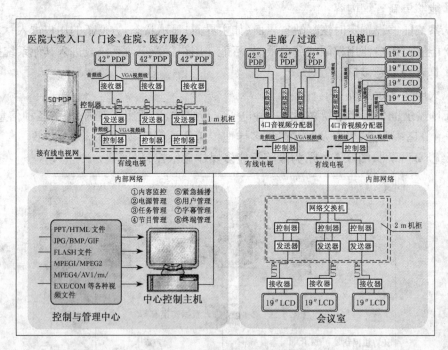

图 6.5 医院智能多媒体显示控制图

大屏幕显示系统子系统的功能如下：

① 播出任务子系统

针对不同显示终端可设定独立或群组插放日程,可预先定义 6 个月的播放日程,可设定播放周期,支援循环播放(日、周、季度、半年等)。

② 节目管理子系统

该子系统主要包括节目表定义,播放定义,播放时段定义,可对节目进行添加、删除、修改、顺序调控。

③ 字幕管理子系统

具体功能包括字幕定义,字幕效果设置,如文字大小、字体、边框、显示速度、背景颜色等。

④ 发送管理子系统

该系统完成显示终端开关机、节目列表、字幕表、播放任务发送、串口通信控制指令控制发送、显示器关闭等功能。

⑤ 紧急插播子系统

定义紧急插播的类型,例如插播文件、紧急字幕,定义紧急插播的时间模式。

⑥ 终端管理子系统

具有定义终端属性(例如:IP 地址、名称、MAC 地址等)功能、显示终端分组功能、终端播放任务关联功能。

⑦ 电源管理子系统

针对不同的显示终端能够定义不同的开机规则、关机规则,实现个性化电源管理。

⑧ 用户管理子系统

具有用户添加、删除、编辑、密码修改等功能。

第二节　多媒体会议系统

一、概述

1. 多媒体

多媒体是多种信息的表达方式或者是多种信息的类型。狭义地说,是指文字、图形、图像、声音等人的器官能直接感受和理解的多种信息类型,广义地说,是指各种信息类型的综合。

2. 多媒体技术

多媒体技术是指能够同时采集、处理、编辑、存储和展示两个或两个以上不同类型信息媒体的技术。多媒体技术有两个显著特点,一是它的综合性;二是人机交互性。

3. 多媒体系统

多媒体系统是使用多媒体技术手段,建立的人与环境之间交流的系统,协助人与环境之间的交互和操作。该系统通过对各种信息网络的融合,提供一个完整的多媒体信息收集、多媒体信息处理、多媒体信息储存、多媒体信息查询、多媒体信息播放的平台。一般的多媒体系统由四部分组成:多媒体硬件系统、多媒体操作系统、媒体处理系统工具和用户应用软件。

4. 医院多媒体会议系统

根据医院的医疗活动和工作任务的特殊需求,按照节约、够用的原则,会议室除主要用于医院内部人员召开会议外,还可用作示教室、多功能活动室、阅片室等。需配置扩声、音视频、投影设备和集中控制系统。

随着数字会议发言讨论系统技术、现场扩声回放技术、音频处理技术、无线麦克风技术及投影视频显示技术、集中中央控制技术的不断发展,使得具备系统先进性和实用性的会议扩声系统为各政府机关和企事业单位广泛使用。

本系统整个设计着重考虑系统的科学性、设备的先进性、功能的实用性、使用的可靠性，使扩声系统达到国家一级标准、视频显示达到会议场所使用一流效果标准。设备的选用、系统的设计思路超前，各扩声系统及图像显示设计指标满足且超过现有的国家有关标准。同时，作为重要的活动场所，各系统的安全可靠性无疑是最重要的。若抛弃可靠性，一味追求设备高档性，则可能得不偿失。

二、多媒体会议系统的组成

多媒体会议系统组成如图 6.6 所示，包括以下 6 个子系统：

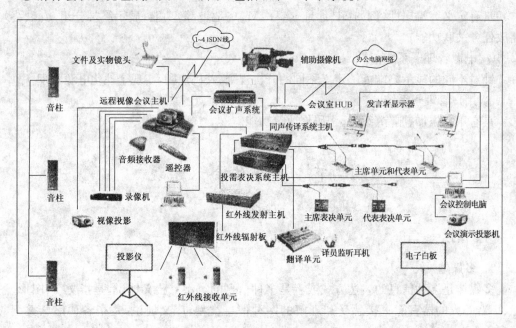

图 6.6　多媒体会议系统框图

1. 会议讨论子系统

系统包括会议控制主机、发言单元等相关设备组成，满足各会议室参会人的发言、讨论等会议功能要求。

2. 摄像跟踪子系统

当发言代表打开话筒时，摄像机可自动对准发言人进行摄像，并显示到大屏幕或投影设备，同时也可手动控制，监视全场，控制灵活。并可实现多台摄像机之间及摄像机与视频信号之间的快速切换。

3. 扩声子系统

选用以数字音频矩阵为核心，集数字功率放大器、紧凑式阵列音箱为一体的数字扩声系统，为整个会议厅提供良好、完整的音响效果，忠实地还原原来的声音。

4. 投影显示子系统

系统向与会代表显示与会议内容相关的图像资料、文字资料，包括电脑资料、视频信号、摄像信号、会议代表个人信息和远程视频图像等。预留多媒体接口，方便与会人员自带设备的接入。

5. 信号管理子系统

在会议席位留网络接口,使用 VGA 切换器,用于与会人员自带笔记本电脑,通过会议上的 SVGA 接口或者计算机网络接口,实现与显示系统或者网络系统相连接。

6. 集中控制子系统

中央控制系统(中控系统主机,5.7 英寸彩色无线触摸屏,单向无线接收器,电源控制器,红外发射棒,灯光控制器),主要是对会议室整个系统进行集中管理、控制,包括数字会议发言、讨论设备开启、关闭;摄像机的云台镜头控制;会议厅音响系统的开启、关闭;会议厅投影机、液晶显示器与升降机的控制;信号管理系统的控制;远程视频设备的控制;以及会议厅照明灯光的亮暗调整与电动窗帘的控制等。

三、多媒体会议系统的设计

多媒体会议系统的设计包括会议音响及扩声系统,大屏幕投影显示系统,中央控制系统,会议发言系统,摄像联动系统,信号矩阵系统的设计。

1. 会议音响及扩声系统

(1) 扩声系统是会议系统的喉舌,直接影响到会议扩声的质量,是会议系统的关键设备之一,主要实现语言信号传播的清晰、明亮,音乐信号精确的原音重现。扩声系统要求做到清晰度高、声场均匀,传声增益大、失真小。

(2) 扩声系统设计时,主要考虑的是扩声系统是否能够真实地反映发言者的声音,会场内的任意地方是否有足够的声压比,扩声系统设备是否配置合理,设备能否在最不利的情况下也能保障会议的正常进行。

(3) 扩声系统按照国家标准 GYJ25—86《厅堂扩声学特性指标》中音乐语言兼用扩声系统一级的高标准进行设计。

(4) 根据音箱的配置情况,设计相适应的专业音箱功放。扬声器的外形和安装位置不影响会议室装潢的整体风格。

(5) 通过媒体矩阵对该会议室的各种音频路由进行管理和分配,通过调试人员根据会场建声的条件,通过媒体矩阵的路由分配和内部的均衡补偿等处理后将声音输出至扩声设备,并对各种语言模式进行存储,以便操作人员在该会议模式下进行管理。

由于采用的全频音箱加辅助音箱的扩声模式,所以还可以通过媒体矩阵对声音进行延时处理,实现声像的一致性。

(6) 系统的音源设计既要保证具有较高的音质,还要尽量保证丰富性,因此在系统音源设备的选择上,采用专业级的设备(如 DVD 播放器),能够通过集中控制系统由红外遥控或其他形式进行控制。

2. 摄像联动系统

根据会议室的需求,配置跟踪摄像机对会议室和发言人进行拍摄,并通过流媒体将视频发布出去,将发言人的情况实时展现出来。

吊挂于会议室后侧的摄像机对主席台进行拍摄,吊挂于主席台前侧的摄像机对第一排和第二排贵宾和观众区进行拍摄,摄像机一般采用电动升降式。

3. 大屏幕投影显示系统

显示子系统包括投影套件及音视频信号的矩阵切换设备。会议室内设计采用投影机和电动投影幕布,幕体要求对图形显示清晰、亮丽、效果佳,平整无异味,达到绿色环保标准。拉伸方便、耐用,面料防火、防霉,并具有较好的抗气流吹拂能力。

4. 会议发言系统

会议发言系统即会议用的话筒拾音系统有两种:菊花链电子会议发言系统(即俗称"手拉手"会议系统)和自动混音发言系统。同时,会议室内也可配置手持无线话筒和无线领夹话筒。

5. 信号矩阵系统

专业的矩阵切换设备和处理是良好图像质量的重要保证,矩阵切换器用以实现对各种不同信号的输入输出切换设置,以满足会议室对各种信号的需求。

6. 中央控制系统

(1)综合管理不同功能的 A/V 设备,使其相互协调工作,该系统配置一套智能中央控制主机,设置无线触摸屏,其界面清晰,执行可靠,便于操作,满足人性化、模式化使用的需求。

(2)为满足会场内 AV 音、视频信号及 RGB 复合信号的切换控制功能,还应配置同 AV 矩阵和 RGB 矩阵,提供控制接口,可由中控设备进行集成控制。

(3)系统应具备控制接口的预留,便于系统的扩展和升级,并能够满足网络化远程异地控制的要求。

(4)典型受控设备

① 投影机:用红外发射棒遥控器控制,实现遥控器面板上的所有功能及电源的打开、关闭;

② DVD 等遥控器控制的红外设备:用红外发射棒代替遥控器控制,实现遥控器面板上的所有功能及电源的打开、关闭;

③ AV 矩阵:通过 RS-232 控制,实现 AV 信号的输入、输出切换;

④ RGB 矩阵:通过 RS-232 控制,实现 RGB 信号的输入、输出切换;

⑤ 电动屏幕:通过强电控制器控制,实现其上升、下降;

⑥ 灯光:通过强电控制器控制,实现灯光的开关等功能。

(5)中控针对该会议室要求功能如下:

① 通过中控编程软件控制,实现不同的功能:

a. 对输入音源的音量增减控制;

b. 对音频的路由进行控制;

c. 对输出信号的音量增减控制;

d. 中控主机的红外端口与 DVD 红外窗连接,进行调节 DVD 的开/关、播放、快进、快退;

e. 通过中控主机的 232 端口与等离子相连,从而控制等离子的开/关、暂停、亮度、对比度、色彩等调整与信号源切换。

② 通过中控主机的 24、Y、Z、G 口与继电器连接,对灯光等控制,实现以下功能:

a. 对每一个回路进行独立开关控制;

b. 根据不同表演需求,对灯光进行分组控制,实现不同灯光模式切换;

c. 通过无线接收机接收触摸屏的射频信号与中控主机相连,从而只需点击触摸屏的界面,即可实现智能一体化的控制。

（6）由于网络媒体矩阵的操作界面也可对会议室的设备进行控制,若触摸出现故障时,可以用媒体矩阵的操作界面作备份。如图 6.7 所示。在主控制页面中,只要你选择相应的按钮即可打开相对应的控制页面,如你选择"DVD"按钮进即可看到图 6.7(c)所示页面。

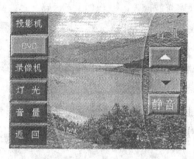

（a）屏输入密码

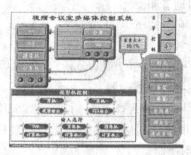

（b）进入控制主界面

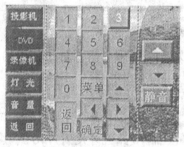

（c）DVD 控制界面

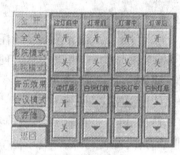

（d）灯光控制界面

图 6.7　媒体矩阵的操作界面图

四、主要设备介绍

1. 会议讨论主机

符合 IEC60914 国际标准,带背景灯的 LCD 显示屏;可脱离电脑使用,具备发言人数限制功能、先进先出模式、声控启动话筒模式等功能;连接视频信号,配合软件,可实现摄像机自动跟踪功能;代表单元由主机供电,会议主机可连接 120 台发言单元,扩展可连接 254 台发言单元;内置会议单元测试功能。连接方式为 6 芯专用电缆。

2. 会议发言单元

以串联形式连接其他代表机或会议设备,内置扬声器;带发言定时指示屏、请求发言指示屏;主席单元具备"优先发言"及"关"或"静音"其他代表机功能;话筒类型为驻极体心型指向性。采用移动式安装方式。

3. 混合矩阵

1 个 8～4 路的视频矩阵、1 个 4×1 路的 VGA 矩阵、1 个 6×1 路的立体声音频矩阵;具有视频信号倍线功能,可以将复合视频、S-VIDEO 信号转换成 VGA 信号;独有的画面静止功能,可以实现完美的摄像机自动跟踪功能;带有 RS-422、RS-485 控制口,并内置多种专业摄像机的控制协议,可控制多种专业摄像机。

4. 跟踪摄像机

宽范围,高速度平移/倾斜;高缩放比率(18×光学,12×数字)。

5. 主音箱

两分频单15″全频音箱。

6. 辅助音箱

两分频单12″全频音箱。

7. 功放

8 Ω 立体声功率 700 W,4 Ω 立体声功率 1 000 W,8 Ω 桥接单声道功率 2 100 W。

8. 数字音频处理器

4 信号通道输入,8 信号通道输出;采用高性能的 96K24Bit 模拟数字转换器;超级的音频信号处理质量;中央处理器及数码处理日后均可以不断升级;每一个输入及输出通道设有 6 个参量均衡器。

9. 录播机

集成了视频、音频、VGA 信号输入接口和 HDMI 高清、VGA、音频输出接口;支持 1 路标清视频、1 路 VGA 及 1 路音频信号的任意组合录制、直播、点播;多流模式存储;支持 HDMI 高清及 VGA 信号输出,可以非常方便地实现视频、音频和计算机屏幕信号的同步录制及本地预览、回放。

10. 集中控制主机

具备开放式的可编程控制平台,人性化的中文操作界面,内嵌式红外遥控学习功能;无需配置专业学习器,简便可靠;须含 1 路立体声音量控制,8 路红外发射口,8 路数字 I/O 控制口和 4 路弱继电器控制口,3 路 RS-232 输出端口,1 路 RS-485 控制口,2 个 TAINET 控制接口等。

11. 无线触摸屏

支持无线双向控制(2.4 GHz);支持有线以太网控制;Mini-USB 接口及 A 型 USB 接口;支持 SD 卡(最高到 4GB);6 个可编程触摸式功能键。

12. 中控软件

中控系统配套软件包含 6 个软件:触摸屏界面设计器、控制逻辑编程器、主机管理系统、红外代码管理器、PC 控制系统及 PC 控制界面设计器。

第七章

数字化医院视讯平台

第一节 VMS 技术及应用

一、VMS 技术概述

VMS 是视频集中管理平台(View Management System)的简称。VMS 技术是目前最先进的流媒体实时交换传输技术,将高品质的视频播放、手术示教、远程会诊、现场(远程)直播、智能化 VOD 点播、视频(远程)通讯、视频(远程)会议、视频(远程)监控、数字电视、智能化视频录制(PVR)、视频邮件、智能化播控、智能化视频广告、虚拟(医院)频道、智能化导览、电子地图、患者自助互动终端、互动商业、IP 数据传输等数十种视频、多媒体、通讯、语音、IP 数据相关的服务整合在一个系统平台上,统一智能化管理,通过一条线路进行传输,视频质量可以达到高清至超高清品质,全球范围内的数千公里异地视频传输延时仅为 0.2 s,数百兆的超高清视频文件瞬间播放时间小于 1 s。

VMS 系统采用的全部技术,包括网络技术、传输技术、组包技术、交换技术、储存器技术、服务器技术等 600 余类项的专利技术已在包括美国、中国和欧盟地区在内的世界大部分地区申请了全球专利保护。

这些 VMS 高科技专利技术在很大程度上突破了原有 IP 或互联网络流媒体的技术瓶颈,能够在现有的网络上实现高品质(DVD\高清\超高清)的视频实时传输。100% 的通信保密性和储存视频信息的安全性,系统的安全性和可靠性得到结构性的绝对保证,并且永远不会再有网络病毒、木马、黑客攻击、匿名访问和 IP 网络故障的困扰。

综上所述,VMS 技术可以表述为:

高清双向+实时+海量个性化内容+多种服务逻辑编程组合

VMS 实现了大规模的视频交换,如图 7.1 所示。

二、VMS 技术的特点与功能

1. VMS 技术的特点

(1) VMS 是最先进的流媒体交换技术,它是一个能提供双向多媒体视频服务(视频、语音、通讯、文字、图片、数据等)的综合业务平台,其核心是视频流媒体加上超宽带网络。

(2) VMS 不是视频压缩技术,因此可接纳任何压缩算法,包括高清电视。

(3) VMS 不是接入传输技术,因此可由任何接入网承载,包括光纤、5 类线、同轴、AD-SL2+或无线(只要提供足够双向带宽)。

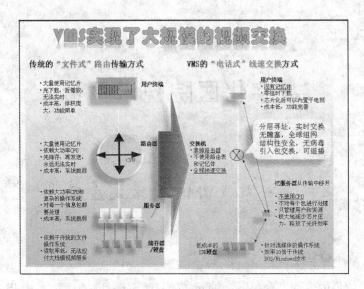

图 7.1　VMS 大规模视频交换示意图

（4）VMS 技术具备独特结构性安全和可管理优势，如图 7.2 所示。

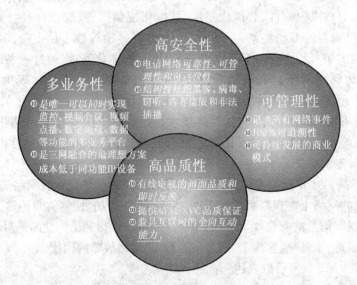

图 7.2　VMS 技术性能

（5）VMS 网络的核心技术包括 400 多项交换机、服务器、储存器和网络协议。

2. VMS 技术的功能

（1）高品质的多媒体视频播放

① VMS 技术可以支持高品质（高清）、大屏幕的高清多媒体视频播放，图像品质能够根据具体需求进行设定调节。

② 任意终端可以达到双向高清至双向超高清视频品质（20～50 M 码流），满足高品质、大屏幕、超大屏幕、3D 屏幕、激光全息成像等超大容量的展示需求。

（2）交换式的双向互动多媒体视频网络

VMS的每一个本地或远程点(终端),根据需求和权限许可,均可实现实时或延时,本地或远程,点对点或点对面的双向交换式多媒体视频、语音、数据和通讯等多达37种不同的高品质互动服务,如图7.3所示。

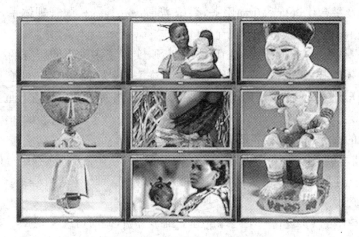

图7.3 交换式双向互动多媒体视频

(3) 全部智能化、电脑化管理播放

① VMS的每一个终端屏幕(点)都可以根据需求进行智能化、电脑化管理播放。

② VMS技术目前可以提供并管理248个网络地址(终端),是现有互联网IP地址236的几千倍。

③ 数千、数万个终端(屏幕)的细节管理可以由一个管理员使用一台PC完成,系统可以按时、日、周、月、年等单位提供每个点的详细运营报告。

④ 每个屏幕(点)均可编程运行,按照设定时段或周期自动运行指定的功能,播放设定的多媒体视频,或不同语种的音频,或插播不同的字幕,或运行数据。

(4) 本地、远程双向平台化互动联网

① VMS的全部本地或远程终端均为双向终端,本地终端可与远程终端进行平台化互动工作,也可以多个平台联网进行平台化互动工作。根据权限设定,平台化共享资源、共享服务,相互提供服务,并且进行高品质的视频、语音、通讯、数据等实时或延时、点对点或点对面互动服务。

② 小规模远程终端无需核心服务器,仅需一个VMS双向机顶盒即可实现平台化。

(5) 绝对的结构性安全保障

VMS技术在结构上和原理上确保其网络系统结构性不可被攻击。永远不会发生病毒、木马、黑客攻击、间谍软件、插播盗播、数据内容被恶意修改、匿名访问、恶意攻击、IP故障等安全或运行隐患。无需依赖杀毒软件或防火墙,确保了数据的安全、准确和完整性,运行的安全和稳定性。

(6) 具备国家电信级别"4个9"(即99.99%)的稳定运行保证

① VMS技术可以确保绝对的系统稳定性,以保证网络的正常运行。

② VMS每年不超过1个小时的下机时间,系统断电重新恢复正常状态小于15 s,系统终端入网小于3 s,终端断电重新接入服务小于15 s。

③ 平台高稳定性能同时确保了稳定性和高品质服务的不间断性,并且不需要庞大的网络技术队伍保障稳定运行。

(7) 具备完善的权限管理体系及广电级别的 100% 系统可追溯性

① 因为涉及平台化运行和互动服务,系统需具备完善的权限管理体系,每一个平台联网的终端均需根据使用权限进行权限允许的工作。

② VMS 核心技术突破了原有的 IP 技术瓶颈,实现了多种不同服务的按记录,并且每一个平台终端(不论权限)的每一步操作都被记录在案,成为系统 100% 可追溯性,避免了恶意或不正当操作,避免了匿名访问、黑客攻击、恶意攻击等隐患,避免了重要数据丢失或损坏。

(8) 100% 的服务计次(费)和智能化的广告管理系统

① VMS 技术突破原有的 IP 技术缺陷,可以实现 100% 服务计次和服务内容辨认,全部的终端屏幕(点)的业务使用,广告播放和插播均可以由 VMS 广告管理系统进行细节的管理和费用(量)统计。

② VMS 技术可以实现每一个终端的独立细节计费,同时可以实现每一个终端、每一个区域、每一个时段或每一个主题活动的独立投放,独立计费。

③ VMS 技术支持互动广告服务,互动抽样调查服务以及根据不同的广告内容插播对应广告的能力,同时提供数量众多的虚拟互动频道。

④ VMS 可以提供实时的账单查询、费用统计和运行报告。

(9) 与现有的网络全面兼容,互动工作

作为 MP 重要的技术领先优势,VMS 可以同时在一条网络线路上传输数据、流媒体、语音、通讯等信息包(37 种不同数据包),并且做到独立识别,独立管理,独立传输。VMS 技术可以与 IP 网络技术、互联网、交换式数字电视网、电话网络相兼容,为全国的单位或家庭用户提供多种高品质的、实时或延时的、互动和增值服务,以及虚拟互动频道服务。

三、VMS 技术系统典型业务性能指标

(1) 系统重载丢包率:小于百万分之一(此项指标全球第一)

(2) 系统带宽利用率:大于 90%(重载流媒体网络)

(3) 超低网络延时:微秒级全线速交换机

(4) 服务操作响应时间:小于 1 s(无下载等待,有线电视的感觉)

(5) 终端入网响应时间:小于 10 s(即插即用,无需配置)

(6) 退网或故障检测响应时间:小于 5 s

(7) 每户保证带宽:16 Mbps(每户多台电视,包括高清)

(8) 广播电视同时收看比例:100% 用户

(9) 点播节目同时收看比例:50% 用户(可设定)

(10) 电视通信同时使用比例:50% 用户(可设定)

四、VMS 技术在数字化医院的应用

以 VMS Neon® 彩虹数字化医院互动平台为例介绍 VMS 技术在数字化医院的应用。Neon® 彩虹™是采用美国 Vision Vera(视联动力)公司面向医院局域网环境下最先进的全

视频解决方案,其网络拓扑示意图如图 7.4 所示。

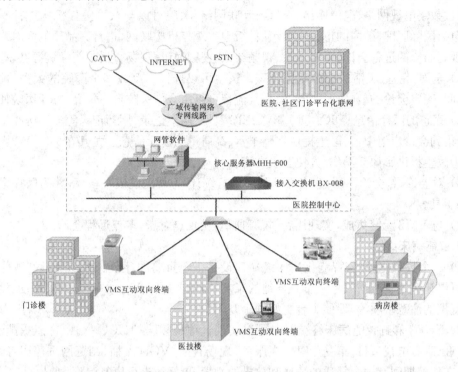

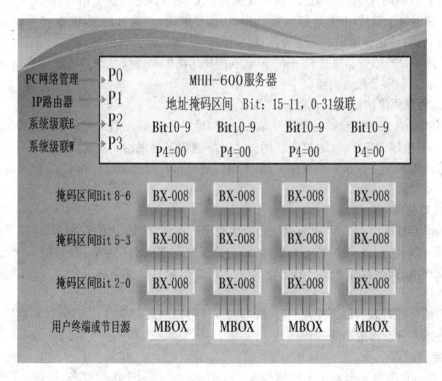

图 7.4 数字化医院互动平台网络拓扑示意图

1. 医疗机构平台化联网

通过数字电视网络、电信网络、卫星或互联网络，医院可以与众多医疗机构进行平台化联网，包括国际医院，国内的市、县、乡镇、村级卫生医疗机构联网，进行高品质的实时双向互动，实现高品质的远程会诊、手术示教、视频会议、视频通讯、现场直播等医疗资源共享。

（1）全面、完善、灵活的会诊流程管理。医生可以选择一个或多个医院的大夫，预约会诊的时间，确定会诊类型（实时、非实时），且流程可以由合作医院自由定义，方便医院使用。

（2）完整的医疗信息、DICAOM 影像、LIS 数据、病案记录、用药记录等多种医疗临床信息都汇集到会诊申请中，为医生提供完整丰富、高质量的医疗信息。尤其在 DICOM 影像展示上，为医生提供影像互操作，方便医生交流。

（3）对会诊量、会诊结果、患者会诊资料进行统计，方便医院成本核算，并为医疗案例总结提供工具。

（4）与 VMS 无缝集成，实现语音、视频通讯，实现点对点，多点远程会诊。

2. 智能病床终端

（1）一个数字化医院，智能化病床终端建设是一个重要的环节。Neon® 彩虹智能病床终端，可以让医生、护士、服务人员和异地的亲友，与患者进行实时的视频通讯、互动、用药提醒、康复期的注意事项等，促使患者更好的康复。

（2）Neon® 彩虹智能病床终端同时可以实现远程视频陪护、ICU 探视、休息提醒、电子病历查询、观看电视节目，享受延时电视服务、现场直播、VOD 点播、浏览网页等服务，以保障患者在住院期间有一个舒适的环境和放松的心情，更好地进行康复治疗。

（3）在屏幕未被使用时，屏幕可播放广告、医院频道、医院宣传视频、保健知识、专家医生信息等，也可设定为显示病床患者信息、主治医生、值班护士等信息。

（4）除了提升服务品质外，Neon® 彩虹智能病床终端是现代化医院实现稳定运营收入、广告收入和互动增值收入的重要平台。

3. 远程视频陪护

通过 Neon® 彩虹平台的远程视频陪护系统，世界各地的人们无需长途跋涉，在家里均可利用电视、电脑、3G 手机，通过互联网、3G 网络或数字电视网络与医院进行可视沟通，不但可与亲人面对面进行亲切的视频交谈，更可以进行长时间的远程视频陪护，使亲情的传递没有距离的阻隔。

4. ICU 探视

Neon® 彩虹平台的 ICU 视频探视功能主要用于重症监护病人的探视，它以高清视频通讯的方式实现了病人与探视者不直接接触，避免了交叉感染的产生。可以让每一个需要探视的亲友在本地或远程，通过护士站转入对应 ICU 的彩虹智能终端屏幕，实现面对面的视频沟通。

护士站可同时显示每个探视的通话时间，并且可以加入实现多方通话（视频会议），实现病情讲述或多方会诊的功能。

5. 定位跟踪

（1）Neon® 彩虹平台基于无线网络 Wi-Fi 的实时定位对于医疗设备、医生、护士、患者等都有很好的定位跟踪效果。

（2）对医疗仪器提供快速的定位寻找提高服务反应。还可以对传染病患者、精神病患者等进行定位跟踪,以便在医院的任何角落快速找到目标,防止传染病的扩散和意外事故的发生。

(3) 遇到紧急情况,患者可通过 Neon® 彩虹平台寻求帮助。带有 Wi-Fi 标签但未经授权人员进入限制区时,系统会发出信息给管理部门示警,有效防止意外发生,增强安全管理级别。

(4) 通过实时定位跟踪资产和人员的位置,可以为管理者高效、准确、及时的各种有价值的相关信息,能使各种致力于追求提高反应速度、管理水平和效益的医院受惠。

6. 广播电视、延时电视、PVR 功能、VOD 点播

(1) 患者在住院期间,通过 Neon® 彩虹平台,根据权限设定,可实现智能化的广播电视、数字电视、高清电视以及医院频道节目的收看。

(2) Neon® 彩虹平台实现延时电视、PVR 个性化录制、VOD 点播功能,涉及内容可涵盖:广播电视、医院自办频道、卫生医疗常识、最新的电影、电视剧、体育赛事、综艺节目等,以缓解患者的焦虑心情,保障患者更好地康复。

(3) 可作为增值服务为医院创造稳定的运营收入。

第二节　医院内部通讯和管理平台

一、ACR 诊室自动记录

随着医疗事业的发展和人们维权意识和法律意识的增强,医疗纠纷已成为社会关注的热点问题之一,医疗纠纷的本质特点就是医患双方对医疗结果的认识有分歧。

而智能化的 ACR 诊室自动记录功能,可以在每天设定的时间自动启动,对诊疗全程进行视音频的同步记录,该记录可以成为解决医疗纠纷的有力证据,并可以为更高品质的服务提供监视手段。

这些 ACR 自动记录的音视频内容将根据需求会保存 3～6 个月,然后会永久性压缩保存。

还可以通过智能化播控功能,在每个诊室门口的液晶屏幕上,在不影响正常节目内容播放的同时,进行分诊叫号显示及广播。

二、视频会议、视频通讯、视频邮件等视讯化办公及通讯功能

所有的 Neon® 彩虹平台终端,电脑或电视屏幕,都可以实现高清品质的视频会议、视频通讯、视频邮件等等现代化的办公和通讯功能,将医院的高科技水平大幅提升。

通过交换式数字电视网络、电信网络、卫星网络,医院还可以面对全世界任何一家医疗机构、单位或地区进行远程视频会议/通讯功能,并且通过视频邮件功能进行大码流的医疗突破视频交换。

可以实现医院内部的员工活动通知的发布、办公公告以及远程培训等功能,并且可根据医院内办公系统的管理需求,进行有关事务的提醒、信息以及文件的查询。同时包含数字电视和延时电视功能。

三、监控功能

全部的 Neon® 彩虹平台终端均为双向终端,在进行播出服务时,可以利用其未被利用的上行通道进行本地视频的上传,医院的领导和管理人员可以通过桌面的电脑或屏幕实时观看各个区域的现场实况。

视频监控同样可以通过 Neon® 彩虹平台进行录制,并可以在任何具备权限的终端进行播放。视频监控可以通过视频邮件进行发送,或通过现场直播功能进行直播。

通过在桌面上浏览医院内现场视频,领导和管理人员可以实时掌握医院的现况,获得人流量、服务水平、设施建设服务等第一手信息情况。

任意 Neon® 彩虹平台的监控终端都可以接入 VMS 智能化视频监控分析模块,实现智能化的自动人流量统计、自动监控报警等服务。

四、智能化监控分析功能

Neon® 彩虹平台采用的是双向交换式视频技术,任意终端均具备上行和下行两个通道,在下行通道被占用(播放节目时),未被占用的上行通道可以实时上传本地的高清视频监控,即一个终端实现两种功能(播放+监控或下行+上行)。

利用终端的空闲上行通道,加上 VMS 视频事件自动检测技术,Neon® 彩虹平台可以对每一个终端的对应区域进行智能化监控,对终端摄像头范围内的事件进行自动检测和报警,自动识别包括闯入、离开、绊线、有向绊线、徘徊、骤变等人员的异常行为。

同时,Neon® 彩虹平台的特殊事件检测功能还可以自动检测异常奔跑,对物品遗留进行报警,并可以自动跟踪目标等。

五、VM 人流量自动统计终端

VM 人流量自动统计终端可对门诊大厅及主要的出入口、通道进行精准的人流量自动统计,定时上传至指挥平台,有利于管理者的全面管理、决策分析和及时的应急处理。提供历史视频图像的存储和微秒级的调用。

通过比对进入及离开通道的人数,准确计算任何时段各区域内保有量。

可指定监测一个或多个区域的出入口,也可以指定统计单一方向或双向的人群流动。提供灵活的统计报表选择,包括时报、日报、周报、月报或年报表等。

六、医院频道(自办)

通过 Neon® 彩虹平台的自办频道功能,医院可以建立众多自己内部的电视频道,不同区域的不同电视终端均可收看,或智能化主动播放。这些自办频道可以播放对外内容、对内管理内容、医生专家信息、内部信息通知、会议通知,行政通知,活动通知等。

Neon® 彩虹平台的每一个终端屏幕或电脑(信息点)在权限设定的情况下,均可以收看不同的医院自办频道,频道可以设定为定时自动播放、编程播放。并且可以加载或插播字幕。

自办频道可以租赁成为商业频道,提供广告、教育、宣传等众多商业服务,为医院实现稳定的商业频道租赁收入。

七、手术示教(培训教学)

手术示教是医院进行临床教学的必要手段。但为提高手术质量,降低手术感染率,医院手术室都制定了手术室观摩人数控制指标,严格控制进入手术间人数医生学习观摩手术的机会大大减少,不利于提高实习医生的学习质量。

通过 Neon® 彩虹平台的 Multi-CAM 多角度视频,可以让医院内所有需要学习的医生通过示教教室、自己办公室的电视机或电脑观摩手术的各个角度的全过程,进行实时教学,从而摆脱了传统示教模式在时间、空间和人数上的限制,同时提高了示教务系统的安全系数。

八、VPN 数据网络功能

医院内可以直接通过 Neon® 彩虹平台实现 VPN(Virtual Private Network)数据网络功能。

医院可以通过 Neon® 彩虹平台建立自己的虚拟专用网络,实现医院内部的数据网络服务。

医院与医院间可做有权限的资源共享。

九、数字化急救车受理

1. 家属"签字"
通过车载 4 张 CDMA 卡与家属进行语音通信存储,实现签字确认。

2. 手术指导
通过 Neon® 彩虹平台,医院内专家可对急救车上图像和声音进行实时监控,通过对云台和镜头进行操作,延伸管理者的视觉和听觉,对手术车上医生进行手术指导。

3. 图像存储
Neon® 彩虹平台下的医院可根据实际手术需要选择录像,作为医生学习资源,保障在急救时作出对患者刚好的抢救,尽最大能力保障患者的生命安全。

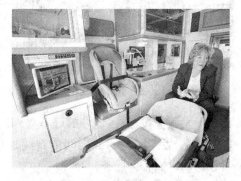

图 7.5　数字化急救车内部的构造图

图 7.5 所示为数字化急救车内部构造图。

第三节　医院公共区域和受理地区公共卫生联网

一、智能化的终端屏幕管理

Neon® 彩虹平台所有终端屏幕可以进行智能化管理,根据编程实现不同功能,广播电视、延时电视、自办频道、医生信息、多媒体视频节目、医院导览、临时通知、信息发布、智能化广告播放等等。

Neon® 彩虹平台可以对超过数千至数万个终端屏幕进行统一智能化管理,每个屏幕的不同时段的播出内容、实现的功能、插播的内容都可以进行统一智能化设定,设定细节包括时间、频率、节目内容,功能细节、智能化广告插播等等。如图7.6所示。

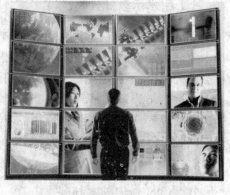

二、信息发布/导览功能

所有 Neon® 彩虹平台信息点(屏幕或电脑),均可实现数字电视、延时电视以及医院频道(和众多自办频道)的管理、播出和收看。

图 7.6 终端屏幕的智能化受理图

任意终端屏幕(或电脑),可以进行字幕、图片、视频以及音频的精准信息发布功能,信息发布内容可以按照区域和时间进行设置,既可以实现对某个区域的某个屏幕在某一时间进行精确的设置播放内容,也可以实现全部智能化、个性化、自动化的信息发布和导览功能。

通过 VMS Neon® 彩虹平台管理的终端屏幕可以播放医院介绍、科室介绍、最新资讯等综合信息。并且可以在特殊情况下临时发布文字、图片、视频和音频内容。

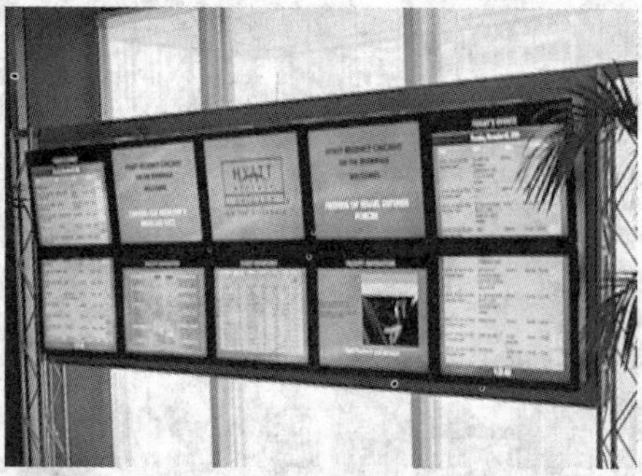

在这些公共区域,通过 Neon® 彩虹平台可以实现电子地图的功能。为患者提供实时的电子展览地图和位置导航。如图7.7所示。

三、VACS 无人值守的患者及家属咨询功能

通过在医院内设立无人值守的 VACS 咨询台,可以建立虚拟的视频咨询台。患者需要咨询时,只需要按下 VACS 咨询台触发服务按键,咨询台的屏幕立即启动高清双向视频服务,提供患者与医务人员之间的视频通讯,由医务人员向患者提供面对面咨询服务。

图 7.7 公共区域电子地图导视图

患者同时可以在 VACS 咨询台进行自助多媒体视频信息导览查询,在需要进一步服务时,再启动双向视频通讯功能,直接与服务中心的医务人员进行面对面的沟通。

通过 VACS 无人值守咨询台,医院可以在众多的区域(室内、室外)提供智能化咨询服务,但同时又能大大降低人力的使用,尽最大努力减少医患之间的交叉感染。

通过在屏幕上选择中文或英文服务,不同语种的患者可以通过 VACS 无人值守咨询台直接与服务中心的对应语种服务人员面对面咨询沟通。如图7.8所示。

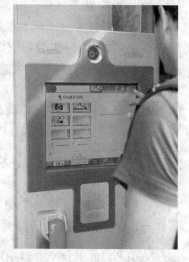

图 7.8 资讯沟通示图

四、公共卫生联网受理

1. 通过 VMS 架构的公共卫生视联网优势

（1）全覆盖：纵向覆盖从省会、地市、区县、乡镇到村，横向每层连接数十数百个相关单位的巨大网络。

（2）全高清：提供 720～1 080P 的全高清视频服务。

（3）全功能：包括应急指挥、视频会议、远程培训、视频点播、视频监控、智能化播控、媒体监测等 20 余种专业服务。

2. 公共卫生视联网统一了全部硬件和应用平台

图 7.9 所示为采用 VMS 技术的公共卫生视联网示意图。

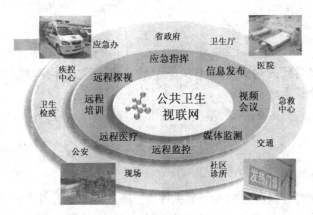

图 7.9　VMS 应急指挥视联网——全功能、全高清、全覆盖的专业视频网络

五、分行业的典型视联网应用

以下介绍一个正在建设采用 VMS 技术的省级公共卫生视联网，该视联网可以实现由省会向下各级直到农村基层，即从省会→地市→区县→乡镇→村的全覆盖视联网。其特点为：

（1）省应急指挥视联网通过正在建设的省公共卫生视联网络，将省卫生厅、各地区卫生局、全省数千家医院、疾控中心、诊所、社区门诊、卫生院以及公安、交通、质检等机构在一个平台上互通互联。

（2）在一个平台上，每一个单位都可以实现数十种点对点、点对面，实时或非实时的高清视频、通讯应急指挥、示教培训、远程医疗、点播和数据等功能服务。

（3）卫生厅、医院和其他医疗机构无需重复投入多套昂贵的硬件系统和复杂的软件对接，只需一套系统即可使用视联网提供的所有视频通信、应急指挥、手术示教、远程培训等功能，大大降低了使用门槛和费用。

（4）视联网里采用的所有专利技术确保视频通信结构性的保密和安全。用户无需担心网络病毒、黑客、盗播、插播等问题。稳定性极高，操作非常简单。

第八章

多媒体信息存储

第一节　概　　述

一、数据存储

数据是整个信息时代的构成基础,作为一个数字化医院,如何对海量数据进行存储、利用和管理已成为一个很重要的问题。

数字医院的构架包括数据存储、基础应用平台、应用服务体系等方面。可见,数据存储也是重要系统之一。

数据存储的内容如下:

(1)健康档案数据库

健康档案数据库是智慧医疗的核心数据库,记录个人从出生到死亡的所有医疗健康信息。医疗卫生体制改革办法,建档范围包含城市常住人员、暂住人员和流动人员,根据国家卫生部针对居民健康档案数据库建设规范要求,建立统一的居民健康档案数据库。

(2)电子病历基础资源数据库

电子病历基础资源数据库包括患者电子病历目录、患者人口统计学信息、患者省内所有文档索引目录、病史摘要。其电子病历中的文档实体主要存在于省内各地市级平台,通过省级平台的文档目录进行索引。

(3)从业人员/非从业人员数据库

从业人员数据库是对医疗体系相关人员(包括对医师、护士、各类专业技术人员等从业人员)进行统一管理的数据库。数据库包含基本信息、受教育信息、再教育培训信息、工作经验信息、考试信息、获奖信息、处罚信息等各种基础信息。

非从业人员数据库是对尚未取得执业资格的各个人员进行统一管理的数据库,包含基本信息、受教育信息、再教育培训信息、工作经验信息、考试信息、获奖信息、处罚信息等各种基础信息。

(4)药品信息数据库

药品信息数据库是根据国家或地方立法确认的法定居民基本用药目录信息数据库,实现对药品目录的动态管理。

(5)LIS检验数据库/PACS影像数据库

LIS检验共享数据库是根据各个医疗机构上传的各类标准LIS检验数据汇聚而成的数据库,供就诊人员、医务人员实时共享查询使用。

PACS 影像共享数据库是根据各个医疗机构上传的各类标准 PACS 影像数据汇聚而成的数据库,供就诊人员、医务人员实时共享查询使用。

(6)医疗机构资产设备数据库

医疗机构资产设备数据库是记录医院资产和设备使用情况的数据库,注意包括病床、医疗器械、救护车辆等医院资产。

(7)数据灾备中心

数据灾备中心是记录关于预防监控流行性疾病、自然灾害等对大规模人群造成伤害的疾病、事故或灾害的数据库。

(8)综合卫生管理数据库

地市卫生管理部门综合管理及行政业务应用数据库。

二、多媒体信息存储管理的要求

1. 先进性

系统应采用当前先进而成熟的技术,不仅可以满足本期工程的需求,也符合未来的发展方向。采用的存储阵列产品作为整个系统的核心存储功能软件和存储管理软件,搭建成一个性能优异,配置灵活,更能丰富的存储平台。为整个业务支撑系统提供坚实稳定的运行基础。

2. 可扩充性

在设计时,充分考虑整个系统的可扩充性,包括协议、性能与扩展性,从而确保新功能、新业务的增加可以在不影响原系统的运行的情况下实现。

3. 安全性

系统充分考虑到信息安全的需求,在存储网络、卷访问等方面采用存储软件进行访问控制。确保对数据的存取是在严格的权限控制下进行。

4. 高可用性

整个存储系统均消除了单点故障;各个独立的设备本身不存在故障隐患;设备和设备之间的连接也采取冗余方式。EMC 的存储设备本身以及相应的存储管理软件均具有故障检查、告警和处理机制,保证数据不会因意外情况丢失或损坏。存储管理软件还采用灵活的机制实现负载均衡,防止"瓶颈"产生。

5. 互操作性

存储平台能够为系统提供最佳的互操作性,充分保证系统的连续。在未来的扩展中,不同平台的主机系统都能够平滑连接 EMC 存储系统。

三、存储模式

1. 直接连接存储(DAS)

DAS(Direct Attached Storage)为直接连接在各种服务器或客户端扩展接口下的数据存储设备,它依赖于服务器,其本身是硬件的堆叠,不带有任何存储操作系统。DAS 与服务器主机之间的连接通常采用 SCSI 连接,I/O(输入/输出)请求直接发送到存储设备。如图 8.1(a)所示。DAS 适用于以下几种环境:

(1)服务器在地理分布上很分散,通过 SAN(存储区域网络)或 NAS(网络直接存储)在它们之间进行互连非常困难;

（2）存储系统必须被直接连接到应用服务器；

（3）包括许多数据库应用和应用服务器在内的应用，它们需要直接连接到存储器上。

DAS优缺点如下：

（1）优点：低费用，使用简单，容易安装，价格相对较低；

（2）缺点：不能共享，连接距离有限，升级困难，缺乏较好的高可用性，维护复杂。

2. 网络连接存储(NAS)

NAS(Network Attached Storage)是一种将分布、独立的数据整合为大型、集中化管理的数据中心，因此也称为专用数据存储服务器。它以数据为中心，将存储设备与服务器彻底分离，集中管理数据，从而释放带宽、提高性能。其成本远远低于使用服务器存储。

在一台NAS设备上可同时提供文件共享服务、FTP服务、WEB服务、日志服务、打印服务及备份服务器等基于TCP/IP协议的网络服务。如图8.1(b)所示。其优缺点如下：

（1）优点：易安装，维护简单，共享数据，跨平台文件共享，远程访问，减轻服务器负载，充分利用网络带宽；

（2）缺点：不适合数据库存储，孤立的存储设备，传输速率低成为瓶颈。

3. 存储区域网络(SAN)

SAN(Storage Area Network)是一种通过光纤集线器、光纤路由器、光纤交换机等连接设备将磁盘阵列、磁带等存储设备与相关服务器连接起来的高速专用子网。SAN由三个基本的组件构成：接口（如SCSI、光纤通道、ESCON等）、连接设备（交换设备、网关、路由器、集线器等）和通信控制协议（如IP和SCSI等）。这三个组件再加上附加的存储设备和独立的SAN服务器，就构成一个SAN系统。SAN提供一个专用的、高可靠性的基于光通道的存储网络，SAN允许独立地增加它们的存储容量，也使得管理及集中控制（特别是对于全部存储设备都集群在一起的时候）更加简化。而且，光纤接口提供了10 km的连接长度，这使得物理上分离的远距离存储变得更容易。如图8.1(c)所示。其优缺点如下：

（1）优点：最大限度的数据共享和优化管理，远距离通讯，易扩展，高可用性，数据备份，灾难恢复；

（2）缺点：适用性和通用性较差，设备昂贵，总体实现费用较高。

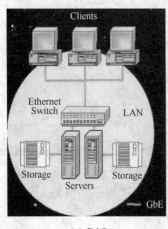
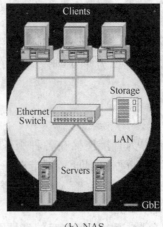
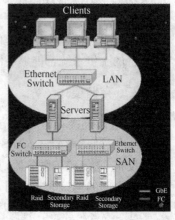

| (a) DAS | (b) NAS | (c) SAN |

图8.1 三种存储方式

第二节　EMC 存储系统

EMC 公司是全球信息存储及管理产品、服务和解决方案方面的一家美国公司。EMC 通过创新的产品和服务，加速云计算，帮助企业以更灵活、更可信和成本效益更高的方式存储、管理、保护和分析最宝贵的资产——信息。

以下介绍 EMC 公司在为构建和管理智能、灵活而且安全的信息基础结构提供系统软件服务和解决方案，通过实施和加快强大的信息生命周期管理（ILM）战略而使信息资产实现最大价值，并以最低的成本高效地管理信息。

一、EMC 存储系统特性与功能

(1) 直连矩阵存储架构 Symmetrix DMX；

(2) 实现在单个存储系统内光纤磁盘容量达到 1PB；

(3) 端到端的光纤通道磁盘整理存储系统 Data General CLARiiON；

(4) 开放系统路径管理软件 PowerPath，支持主流厂家的存储系统；

(5) 引进企业级固态存储闪存驱动器技术；

(6) 推出异构存储环境下、基于带外技术的数据复制解决方案——RecoverPoint；

(7) 推出"in the box"复制软件 EMC TimeFinder；

(8) 推出适用于灾难恢复和远程站点实时数据监控的阵列软件；

(9) 推出多厂商支持的 SAN 管理软件 ControlCenter SAN Manager；

(10) 异构存储资源配置软件 ControlCenter Automated Resource Manager；

(11) 多厂商支持的高端异构复制管理软件 Replication Manager；

(12) 利用文件类型设备提供磁盘备份的软件——Networker；

(13) 提供 NDMP 磁盘备份的备份软件——Networker；

(14) 提供 EMC Documentum 热备份的备份软件——Networker；

(15) NAS 网关 Celerra；

(16) 企业级 NAS 软件 DART；

(17) 企业级存储区域网络 Connectrix；

(18) 为备份和灾难恢复设计的重复数据删除解决方案；

(19) 内容寻址存储软件 CentraStar；

(20) 为固定内容设计的存储器；

(21) 为存储产品中使用了 1M RAM；

(22) 为王安 VS 小型计算机提供了缓存盘控制器；

(23) 为 Prime 计算机提供了固态磁盘系统；

(24) 能够连续高效融合新技术的存储结构 MOSAIC：2000；

(25) 容量达到 1 TB 的磁盘存储器；

(26) 允许 MF&OS 数据存储在同一系统上的软件；

(27) 在线、不间断的数据迁移解决方案 SDMS；

(28) TB 容量 Oracle 数据库。

二、全面解决方案

EMC 存储系统以信息生命周期管理(ILM) 战略,根据信息对于业务不断变化的价值,管理从信息的创建到信息的最终处置。EMC 信息基础结构解决方案是完成这一使命的核心因素,从而更高效、更经济地管理、使用、保护和共享信息资产。EMC 的解决方案集成了网络存储技术、存储系统、软件和服务。如图 8.2 所示。

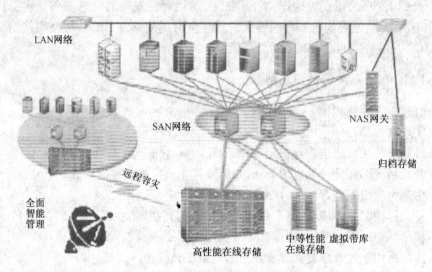

图 8.2　高效的信息基础架构图

1. 系统

EMC 提供齐全的分层存储平台和技术,有全面的性能、扩展性、功能和连接选项。

2. 软件

EMC 提供强大的信息基础结构软件,用于解决关键业务难题,例如存档、备份和恢复、业务连续性和可用性、协作、内容管理、数据的移动和迁移、资源管理、虚拟化等。

三、EMC VNX 存储系列

VNX 系列(如图 8.3)为一个简单、高效和功能强大的统一存储设备,整合了原有的数

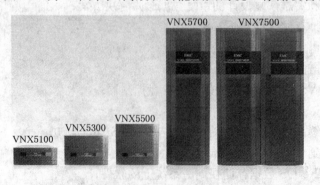

图 8.3　VNX 存储系列

据块存储、文件服务器和直连应用程序存储,使客户可以动态增加、共享和经济高效地管理多协议文件系统以及多协议数据块存储访问。VNX 操作环境支持 Microsoft Windows 和 Linux/UNIX 客户端在多协议(NFS 和 CIFS)环境中共享文件。同时,它还支持高带宽和对延迟敏感的数据块应用程序的 iSCSI、光纤通道和 FCoE 访问。EMC Atmos™ Virtual Edition 软件和 VNX 存储结合使用,可支持基于对象的存储,并使客户能够通过 EMC Unisphere 管理 Web 应用程序。

1. VNX 的主要特性

(1)无折扣的可用性:即使在出现故障的情况下也可以保证相同的性能和服务级别。

免费的高级功能:通过数据压缩、文件系统数据消重、虚拟资源分配的技术,以实现对存储更有效的使用。

(2)丰富的软件:VNX 软件包提供所有必要的功能来管理和保护客户的信息,包括数据复制功能、通过快照和克隆实现按时间点数据恢复功能,以及定义保护策略等。

自动分层:独特的闪存优化 FLASH 1st 策略可以将"热"数据自动放到高性能磁盘和缓存中,以最小的管理代价提高应用的性能。

(3)集中管理:EMC Unisphere 管理软件通过简单易用、集成化的管理方式,减少对用户的配置、管理和监控工作量。

(4)灵活的模块化设计:用户可以初始配置文件或块存储的功能,需要的时候升级为同一存储。

(5)虚拟化集成:EMC 与 VMware vSphere™ 有超过 60 个集成点,这使 VNX™ 最大限度地提高了性能和易用性。

(6)高效的架构:多核 Intel Xeon 处理器和 6 Gb/sec SAS 提供了更好的性能和高级软件的基础。

2. VNX 的主要功能

(1)整合:作为一个统一的存储解决方案 VNX 消除了独立的存储,匹配存储类型,并允许应用服务器的存储整合。这提高了在一个较低的总拥有成本和减少了存储开销的服务水平和成果。

(2)简易的管理:EMC 的 Unisphere 软件提供了一个易于使用的、全面的管理工具,Unisphere 控制面板是一个可进行一览式管理和报告的屏幕,管理员可利用其快速查看并了解整个环境中正在执行的操作以及可采取的措施。

(3)内置功能提高利用率和降低总成本:VNX 提供先进的内置容量优化功能,如压缩,重复数据删除的文件系统,自动化卷管理和虚拟资源调配,从而节省存储空间。

(4)闪存优化:VNX 系列的使用提高了缓存的扩展和存储池闪存硬盘的性能。

(5)虚拟化就绪:VNX 支持所有不同的协议,以保证在 VMware,微软 HyperV 和 Xen 环境中成功部署。

(6)数据的保护:VNX 系列提供了信息保护软件。例如复制功能有 point-in-time 的即时恢复功能,快照,克隆和自动恢复功能,以及监测和预警功能。

(7)可扩展性:VNX 为模板化设计,能随数据增长来付费。根据所需的文件量和模块量来随时添加 X-blade 和存储处理器。

(8)高可用性:不妥协的可用性意味着客户能在同样的性能和服务水平下继续运行,即使在发生故障时,也能避免付出停机的高昂代价。

3. VNX 5700 几种解决方案

(1) SAN 架构解决方案(图 8.4)

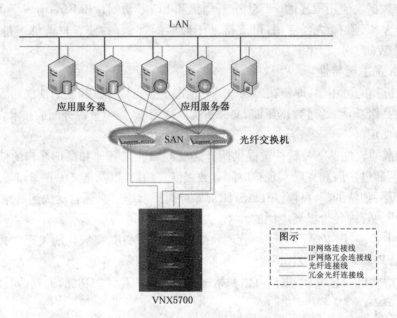

图示
—— IP网络连接线
—— IP网络冗余连接线
—— 光纤连接线
—— 冗余光纤连接线

VNX5700

图 8.4　SAN 架构解决方案

(2) 统一存储解决方案(图 8.5)

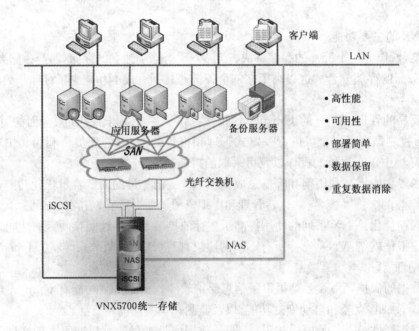

- 高性能
- 可用性
- 部署简单
- 数据保留
- 重复数据消除

VNX5700统一存储

图 8.5　统一存储解决方案

（3）虚拟化应用解决方案

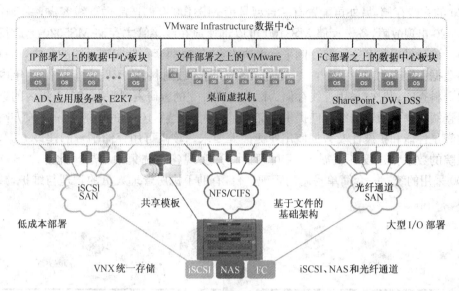

图8.6　虚拟化应用解决方案

具体案例有：上海同济医院、上海华山医院、上海中山医院、上海长海医院、上海东方医院等。

第三节　医院存储管理与安全服务系统工程

医院信息系统作为基础平台，贯穿业务流程的各个环节，起着核心支撑作用，是医疗服务和医院管理的生命线。医院信息系统运行中断意味着医疗服务的中断，直接影响患者就诊及治疗。

近年来，随着"以病人为中心"的数字化医院管理系统的建设，彻底改变了传统的诊疗模式，电子病历、电子报告、电子医学影像、电子付款代替了传统的诊疗及支付方式，医院数字化管理系统的使用，产生大量的数字信息，诊断、检验、治疗、药品物料管理各个流程都依赖信息系统传递信息，汇总信息，作出决策，因此，信息系统的数据安全不容忽视，特别是病人的诊疗信息必须永久保留，不得遗失；医院信息系统必须 7×24 连续运行，不得中断。为此，医院对信息系统的数据安全性及运行连续性提出了更高要求，建设安全的医院信息系统，成为医院信息管理者的首要任务。

杭州宏杉科技有限公司（简称宏杉科技）和信核数据科技有限公司（简称信核数据）都是专注于数据存储和信息安全领域，提供存储资源整合和数据安全保护方案的存储厂商，所推出的存储架构可广泛用于云计算、物联网与智能监控等大中型数据中心。本节介绍宏杉科技和信核数据解决数字化医院在存储管理、数据容灾备份、数据存储安全和云存储服务方面的完整方案实例，供参考。

一、某军区三甲医院高可用存储平台解决方案

图 8.7 所示拓扑结构图是由宏杉科技为某军区三甲医院提供的一个典型的高可用数字

化医院存储平台解决方案,如前端有 HIS,PACS,LIS 等应用系统,所有数据上传至型号为 MS5020 的在线存储,另外再配置有一台型号为 MS3100 存储产品做近线容灾,一旦在线存储 MS5020 出现故障,备份存储 MS3100 可以迅速地在线接管主存储 MS5020 上运行的所有业务。该高可用数字化医院存储平台解决方案,通过两套存储实现近线的容灾,通过备份软件将数据保存到物理带库。首先,通过在线存储为放射科、临床医生等提供 1 年内的在线影像资料查阅;其次,采用近线存储为医生提供独立的教研资料保存,2~3 年内的近线影像资料查阅;最后,通过离线存储提供存储容量应大于全院 10 年的影像总量。该方案可以很好地满足性能和扩展性及数据使用便捷性等要求。该高可用存储平台的建设方案,既能满足医院的数字化建设各项需求,又可帮助用户实现各系统集中部署。此外,MS5020 和 MS3100 采用的统一一套简单易用的管理平台,有助于机房管理人员的管理与维护,减轻工作负担。

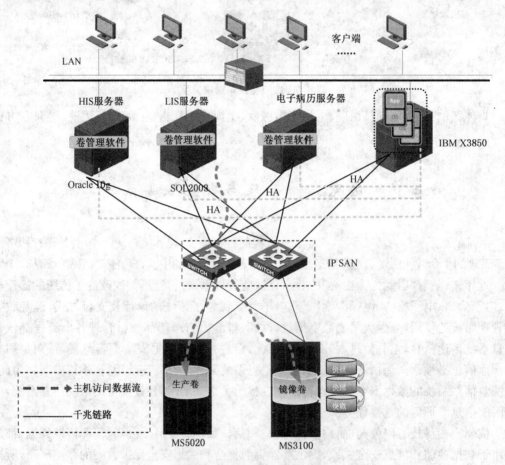

图 8.7　某军区三甲医院高可用存储平台解决方案

二、云南省第二人民医院资产管理信息系统集中存储平台解决方案

图 8.8 拓扑结构图是宏杉科技在医疗卫生行业的另外一个集中存储案例,用户单位是云南省第二人民医院。云南省第二人民医院又名云南省红十字会医院,该院经济管理控制

平台主要覆盖资产管理、物流管理、绩效考核等三大模块,是云南省第二人民医院资产管理部门内部信息共享的资产管理信息系统。作为医院核心数据业务系统,保障数据安全、提高系统可靠性、易管理维护,并能与 HIS、EMR、PACS 等业务系统有效整合,已成为医院内部信息化建设的主要目标。

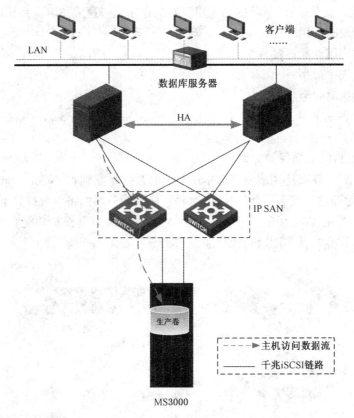

图 8.8　云南省第二人民医院集中存储平台解决方案

　　本集中存储平台建设涉及医院资产管理信息系统核心业务,与 HIS、PACS 等业务系统存在信息共享需求,数据一旦丢失将对医院应用系统造成全面影响,因此,数据安全保障是平台建设的首要任务。宏杉科技采用 MS3000 存储作为医院资产管理信息系统的在线存储,新增服务器和应用系统集中部署在医院信息中心机房内,通过 IP SAN 实现了对现有分散服务器的数据集中整合。MS3000 采用全冗余硬件架构,避免了系统的单点故障,其创新的 IDDC 技术和 CRAID 技术进一步保证了数据安全。同时,MS3000 提供简单易用的管理平台,在管理和易用性上避免了传统存储系统的复杂性,减轻了机房管理人员的工作负担。此外,宏杉科技提供的中文化管理界面和本土技术支持,降低了系统的日常管理和维护难度。

三、北京航天中心医院数字化管理安全存储及快速应急响应系统

1. 医院信息系统对数据安全保障的诉求

　　北京航天中心医院信息系统,硬件环境复杂多样,运行平台既有小型机,也有 PC 服务器,存储系统既有 FC SAN,又有直连磁盘阵列。医院的核心业务系统都已采用高可用模

式,运行在小型机及高性能服务器平台之上,通过 FC SAN 提供安全的数据存储服务及连续运行保障。但是,尚有一部分独立应用系统还是单机运行,数据存放在本地或直连磁盘阵列上,其中只有一部分数据采用定期备份的方式,虽然数据安全有一定的保障,但是一旦故障发生,数据丢失率高,业务中断时间长,无法满足医疗信息服务要求。

针对上述独立业务系统,医院提出了建设安全存储及快速应急响应系统的要求:

(1) 不改变现有应用环境;

(2) 不影响应用性能;

(3) 数据丢失率最小;

(4) 应急响应时间最短。

通过广泛地调研和测试,最终选择了采用 OSNSolution CDPServer 系统的信核数据持续数据保护方案。

2. 信核数据持续数据保护方案

通过 IP 网络,将现有应用服务器上本地存储的数据复制到 OSNSolution CDPServer 的存储空间上,同时通过持续数据保护技术,对每一应用服务器的备份数据分别设置持续数据保护点。初始配置完成后,无需人工干预,数据复制和持续数据保护功能自动实现,备份数据和持续数据保护点的数据随时可以校验。方案部署如图 8.9 所示。

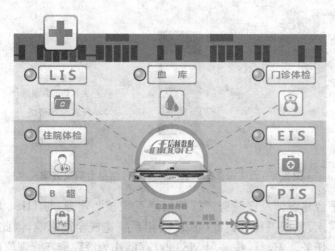

图 8.9　信核数据持续数据保护方案部署图

信核数据持续数据保护方案采用同步数据复制方式,确保备份数据与业务数据的实时性,一旦发生故障,数据丢失率接近于零。故障时,可将备份数据直接映射给原应用服务器,快速恢复业务运行;同时,方案中配置了一台应急服务器,在原硬件故障短时无法排除时,可启用应急服务器,快速恢复业务服务。

故障排除后,可在不影响业务系统运行的前提下,恢复应用服务器本地磁盘数据,待数据恢复完成后,业务切换到本地运行。

3. 数据完整、恢复及时的实战应急演练

为了检验信核数据持续数据保护系统的应急响应能力,医院实施了在线业务系统灾难应急实战演练。

实战演练选择了 PIS 系统,通过人为干预造成 PIS 生产系统停机,业务中断。医院信息部门接到报警后,迅速对故障进行了分析,做出启用应急系统的决定。通过 OSNSolution CDPServer 上的备份数据,远程启动应急服务器,PIS 系统即时恢复运行,业务运行恢复正常。整个恢复过程在几分钟内就顺利完成。应急系统运行 24 小时后,开启原 PIS 生产服务器,在应急系统支撑业务运行的同时,将应急系统数据恢复到原生产系统,恢复完成,关闭应急服务器。启用 PIS 原生产服务器,业务恢复到原生产运行系统上运行。

整个容灾演练过程,对医院在实际运行过程中可能遇到的情况都进行了细致而全面的测试,并由此验证,信核数据产品解决方案有效地保证了医院的业务连续性和数据安全性,所有测试内容均达到预期目标,测试结果非常成功,各项应急指标达到设计要求。测试过程如图 8.10 所示。

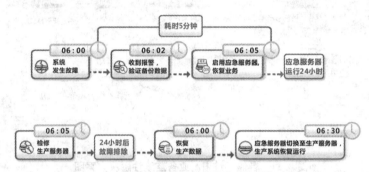

图 8.10 医院业务连续性和数据安全性测试图

四、潮州医院存储系统 HA 业务连续性解决方案

1. 建设需求

潮州市中心医院 HIS 核心系统为单个的小型机＋单个磁盘阵列的模式,只进行了初步的数据备份保护,核心系统的安全隐患比较突出,因此需要针对核心 HIS 系统安全性进行业务连续性的安全建设,尽可能减少 HIS 系统的意外停顿时间,为广大患者提供更好的医疗服务。

2. 方案比较与设计

(1) 传统备份方式:备份软件＋磁带库离线备份或备份软件在线备份方式保护 HIS 系统安全性;

(2) 传统双机热备方式:一般是由两台服务器共享一套磁盘阵列组建集群环境;

(3) 双机双柜高可用集群方式:该技术与传统双机热备方式不同的地方是采用了两套磁盘阵列,两套磁盘阵列上的数据是同步镜像的,也就是说两套磁盘阵列是可以切换的。

从实际技术对比中看,最符合潮州市中心医院 HIS 系统业务持续性和系统稳定性要求的方式是双机双柜高可用集群建设方式。该方式最大的技术核心在于存储高可用,也就是磁盘阵列之间的数据同步及切换上,这是决定 HIS 系统业务持续性和系统稳定性的关键。

结合建设前的技术分析以及产品分析,通过对多家厂商方案的对比及研究,根据医院实际情况,综合评价技术可行性、运维风险及投资成本,最终,潮州市中心医院选择了信核数据科技有限公司提出的"存储系统 HA 业务连续性解决方案"。如图 8.11 所示。

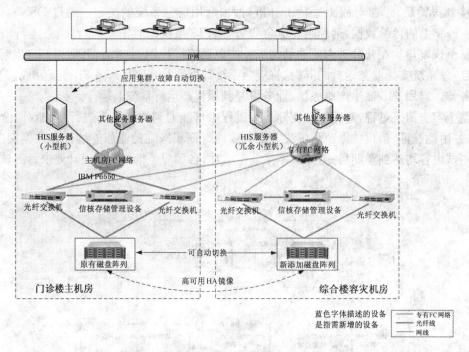

图 8.11 存储系统 HA 业务连续性解决方案图

3. 方案设计思路

通过门诊楼主机房和综合楼容灾机房的两台信核存储管理设备,并利用信核数据的 OSNHA 高可用技术,可以将门诊楼主机房 HIS 系统存放在磁盘阵列上的核心数据同步镜像到综合楼容灾机房的磁盘阵列中,在灾难发生时可以将存储服务自动从本地数据中心切换到容灾站点,从而通过容灾站点放置的 HIS 系统集群的冗余服务器提供业务服务,这一系列动作均是自动完成,无需人工干预,切换时间限定为 60 s 内。

在 HIS 系统服务器故障的情况下,切换到冗余服务器提供业务服务共耗时 2 min 左右,网络设备故障几乎不停滞业务,磁盘阵列故障 20 s 内即完成了切换。表 8.1 列出了故障排除表。

表 8.1 故障排除表

故障来源	故障影响	故障响应	故障修复后
任意一台信核存储管理设备故障	业务不受影响	自动切换,无需人工干预	在不影响应用系统运行的情况下,自动切换到冗余设备上提供服务
主磁盘阵列故障			自动切换到冗余设备上提供存储服务,在设备修复后可在不影响存储服务的情况下,逆向实现数据同步,对业务及数据无任何影响
冗余磁盘阵列故障			
任意一台 HIS 系统服务器故障			重启集群服务即可
单块磁盘故障		RAID 保护单块硬盘故障不影响数据	更换硬盘,自动重组 RAID

第九章

医院智能化系统

第一节 概 述

医院作为一个全新的现代综合性医疗建筑群体,为了既能满足现阶段的应用,又能保证日后的系统扩展,系统建设后应达到以下功能:

(1) 使数字化建设逐步向临床业务延伸,把临床医生工作站、检查系统、检验联机管理、手术管理、血库管理、膳食管理等分系统作为第二阶段建设目标,实现病历、检查报告、检验结果的电子传输和高度共享,提高医疗质量,缩短病人就诊时间并减轻医生护士的工作量,使 HIS 从过去的"以经济为中心"转变为"以病人为中心"。

(2) 建立医学影像存储与传输系统,实现全院医学影像网络化。

(3) 建立以重症监护和麻醉为核心的临床信息系统,实现医疗质量最佳化,为进一步建设具有完整病人健康档案的病历系统奠定基础。

(4) 实施无线查房和移动护士工作站系统,科室医生和护士在笔记本电脑或 PDA 上就可调阅病人的病历、医嘱和各种检查、化验以及护理等信息,同时在床旁就可解决开医嘱、输入体温等护理信息,彻底解决了医生和护士查房问题。

(5) 实施办公自动化系统,把办公自动化作为医院数字化建设的重要组成部分。

(6) 建立医疗决策支持系统,借助于数据仓库技术,建设医院决策支持系统,使医院的信息得到更加充分的利用。

(7) 建立电子病历系统,把包括 CT、MRI、X 线、超声、心电图和手术麻醉等影像图片、声像动态以及神经电生理信号等全新的信息记录在案,使病历更加直观和全面,确保医疗信息的完整性。

(8) 建立区域医疗信息网络。把区域医疗信息网络作为医院数字化建设发展的高级阶段进行研究和建设。

医院智能化系统是数字化医院建设的基础,包括建筑智能化系统和医疗智能化系统两大内容。主要由下列子系统组成:

(1) 综合布线系统;

(2) 计算机网络系统;

(3) 安全防范系统;

(4) 设备自动化控制系统;

(5) 会议系统/手术示教系统;

(6) 候诊排队管理系统;

(7) 卫星及有线电视系统;

(8) 公共信息显示系统;

(9) 医护呼叫系统;

(10) ICU 病房探视系统;

(11) 背景音乐及广播系统;

(12) 机房系统(电源、防雷及接地、空调、环境监控);

(13) 综合管路系统;

(14) UPS 智能供电系统;

(15) RFID 智能识别系统;

(16) 数据接口标准化系统;

(17) 系统集成。

对于楼宇自控、计算机网络、医护呼叫、病房探视、排队呼叫、手术示教、信息显示等系统已在前文有关章节中做了分析,本章将介绍其他各子系统。

第二节　综合布线系统

为了完成医院内各大楼智能信息化的任务,与全院建立网络联系,需要在各建筑物内建立一个综合的计算机网络系统。该系统能将大楼内的各个相互独立的子系统建立起有机的联系,把原来相对独立的资源、功能等集合到一个相互关联、协调和统一的完整系统之中,设备自控系统以及多媒体音像系统集成为一体化的综合计算机管理系统。这就需要有一套可以把语音、数据、视频等不同信号综合起来的标准的综合布线系统。

综合布线系统的总体目标是:建立一套先进、完善的综合布线系统,支持数据、语音、视频图像等业务信息传输的要求,既要满足当前的使用需要,又要考虑将来发展的需要,使系统达到可靠性高、配置灵活、易于管理、易于维护、易于扩充的目的。

一、系统功能与组成

1. 要求

综合布线系统是网络应用的基础。医疗行业有其特殊性,医院信息网络平台对综合布线系统有更高的要求:

(1) 高带宽:信息类型多样、数据量大;

(2) 高性能:传输高带宽、大容量、高速率;

(3) 高可靠:系统可靠性高、连续运行、不间断;

(4) 高管理:信息系统复杂,管理性要求高。

医院的信息管理主要包括应用在医院综合布线物理链路基础上的计算机网络系统和医用综合信息系统的管理。医院内除了医疗办公系统以外还应有信息发布系统、医疗信息查询系统、临床信息系统以及医院信息管理(HIS)、医疗图像信息(PACS)等,实现大量的信息传送和流通。所有这些系统均立足于医院高速的综合布线系统。

2. 功能

医院的综合布线系统平台,整合了数据、语音、多媒体等功能,在功能上规划为数据外网、数据内网、语音、数字影像,以支持医院的 HIS、CIS、OA 办公自动化系统、电子邮件系统、医疗影像 PACS 系统等的数据共享以及 Internet 上网及语音通信等系统的应用。

(1) 数据外网:实现 Internet 连接,内部信息和外部信息的相互交流;

(2) 数据内网:实现医院内部办公自动化、行政管理、医务管理、病房管理等信息的传输处理等,包括 HIS、CIS 等系统;

(3) 语音网:实现话音通信等,将来支持数字、ISDN 电话及 IP 电话的应用;

(4) 数字视频影像网:实现医院内部的视频数字影像的传播、共享,为诊疗、会诊、远程医疗、教学等应用建立可靠的应用平台,包括 PACS、远程医疗、远程教学等系统。

以上四个部分,为支持万兆光缆网络布线系统。内外两套布线网络,相互独立,并实现物理隔离。

3. 系统组成

综合布线系统由工作区子系统、水平布线子系统、垂直干线子系统、管理间子系统、设备间子系统、建筑群子系统六个子系统组成。如图9.1所示。

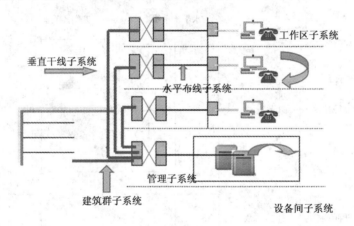

图 9.1　系统组成图

系统采用星形组网结构、机房集中管理。医院内网络采用快速以太网络为主干,大楼内以太网以万兆为主干,千兆交换到桌面的网络体系。外网和内网完全物理隔离,所有配线间的外网和语音设备安装在一个机柜内,内网设备安装在另一个机柜内。

二、工程实例

以下介绍南京聚立公司为盐城市第三人民医院新病房的综合布线系统,建设目标是:建立一套投资合理、高效、先进的开放型6类布线系统,该系统能够支持语音通信、数据通信、图文图像等多媒体信息的传输,供参考。

(1) 具体需求如下:

综合布线系统为大楼提供语音和数据传输通道,采用6类布线体系。

水平布线子系统,由6类非屏蔽双绞线缆及多模光纤实现。

管理区,依据现行建筑布局及计算机网络建设要求,根据实际管理情况设配线间,并满足楼层交换机等设备的环境要求。实现机柜式配线,数据与语音区跨接,并保证调整的灵活性。

大楼主干布线子系统,数据主干采用多模光纤,语音主干采用大对数5类非屏蔽双绞线缆。

数据主配线间设于计算机网络机房环境区域,语音主配线间设于PBX机房环境相应区域。

(2)设计概述

系统采用普天综合布线产品。6类布线系统可以高冗余的支持千兆比网络应用及更远应用,从而为布线系统的安装及网络设备选择留有更多空间。随着新的以太网传输模式1 000BASE-TX的推出,一个基于6类平衡双绞线系统运行的1 000兆以太网物理层规范已经出台。这种新的以太网传输模式1 000BASE-TX充分利用250 MHz带宽采用单向传输数据,大大降低了网络设备端的成本,便于未来网络升级及更高的网络应用。

(3)系统组成

综合布线系统一般可以由工作区子系统、水平布线子系统、管理子系统、垂直干线子系统、设备间子系统和建筑群子系统六部分组成,其示意图如图9.2所示。

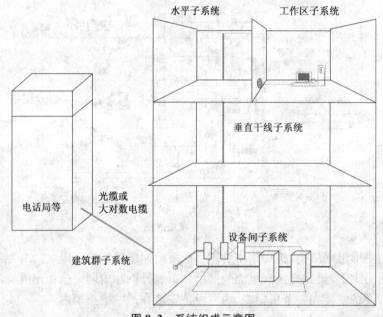

图9.2 系统组成示意图

① 工作区子系统

全部采用模块化的信息插座为用户提供一个符合ISDN标准的信息出口,并同时满足从建筑物内各弱电系统中电信号的传输,到各种数据的高速传输网以及各种数字、话音、图像系统等复杂的信号传送。

② 水平布线子系统

水平布线子系统由工作区用的信息插座、每层配线设备至信息插座的配线电缆、楼层配线设备和跳线组成。盐城市第三人民医院新病房楼水平布线子系统采用6类4对UTP。支持数据信息的传输、图文图像的传输和电话语音信息的传输。

③ 管理子系统

分布在大楼内各相应楼层专用的配线间,由交叉连接的端接硬件所组成,以管理各层的水平布线子系统,同时可连接相应的网络设备。

④ 垂直子系统

提供建筑中最重要的主干线路,可以采用双绞线及光缆产品,将设备间子系统内的总配线架(MDF)或光纤主配线架与各汇聚层配线架 SDF 或楼层的分线箱(IDF)用星型的结构连接起来。

⑤ 设备间子系统

在一个集中化设备区,采用快捷式配线架和集中式 110 配线架,连接系统至各公共设备如程控交换机、主机、数据网络设备、建筑自动化系统设备以及保安系统设备等,是统一管理整个建筑物的综合布线系统。

⑥ 建筑群子系统

将一栋建筑的线缆(包括双绞线及光缆)延伸至建筑群内的其他建筑物内,为建筑物间提供标准的连接。在盐城市第三人民医院新病房楼综合布线设计中,因为只有一栋大楼,所以不涉及建筑群子系统,本系统设计预留与二期建筑的连接。

(4) 子系统设计

① 工作区子系统

工作区子系统为电话、传真、电脑等终端设备提供信息出口,同时还包括插座、跳接线、终端转换设备等。如图 9.3 所示。

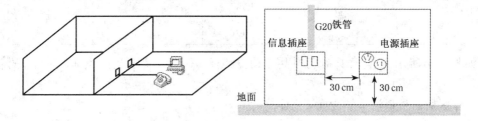

图 9.3 工作区子系统图

工作区子系统信息插座安装位置主要安装在各工作区的墙上。信息插座的安装方式将根据实际的区域装修方式,采用表面安装、墙安装等方式,与环境相协调。RJ45 埋入式信息插座与其旁边电源插座应保持 30 cm 的距离,信息插座和电源插座的低边沿线距地板水平面 30 cm。

根据建筑图纸,工作区子系统包括内网点、外网点、语音信息点和语音点。所有这些信息点均采用 6 类布线产品。信息点分布以及所配面板类型和数量如表 9.1 所示。

应根据各工作区信息点位置的不同,选择相应的信息插座:采用墙面或家具隔断安装方式,尽量采用暗装方式。在本方案设计中,由于医院的特殊性,我们根据用户需求共有 2 616 个信息点,采用 6 类铜缆系统。本方案中的所有信息插座均为电话、终端、网络通用设计,接终端或接网络由用户根据需要自由选择。信息点均采用暗埋式。我们为用户提供的均为标准 RJ45 信息出口,开放式的全 6 类 RJ45 信息出口,可兼容并支持各种电话、传真、计算机网络及计算机系统。

信息点采用 RJ45 接口的信息插座,采用统一的原装符合国标 86 标准的面板,最后确定应依据大楼建材选用的暗埋盒标准并与之相配。

表 9.1　工作区信息点分布表

楼层	数据点	语音点	楼层总点数	双孔插座	单孔插座	光纤插座
-1F	6	6	12	6	0	0
1F	131	84	215	83	49	0
2F	197	106	303	109	85	0
3F	131	72	203	77	49	1
设备层	24	20	44	20	4	0
4F	117	89	206	93	20	1
5F	139	68	207	84	39	2
6F	135	70	205	84	37	2
7F	135	70	205	84	37	2
8F	135	70	205	84	37	2
9F	135	70	205	84	37	2
10F	135	70	205	84	37	2
11F	135	70	205	84	37	2
12F	118	66	184	74	36	2
屋顶层	6	6	12	6	0	0
合计	1 679	937	2 616	1 056	504	18

如表 9.1 所示工作区子系统中共有信息点 2 616 个,其中数据点 1 679 个,语音点 937 个。

工作区所需材料清单如表 9.2 所示

表 9.2　工作区器材数量表

序号	设备名称	单位	数量
1	6 类非屏蔽 RJ45 模块	个	2 616
2	双口面板	个	1 056
3	单口面板	个	504
4	单口光纤面板	个	18
5	光纤模块	个	18

② 水平布线子系统

水平子系统由医院内各楼层配线间至各个工作区之间的电缆构成。水平电缆采用 6 类非屏蔽 4 对双绞线,使系统具有极高的可靠性及灵活性。对用户而言,只需在配线间将相应的跳线重新跳接,就可以很方便地实现所有的数据点之间的互换,使综合布线系统的灵活性得到最完美的体现。

水平子系统包括连接配线间和信息点之间的线缆。水平布线距离应不超过 90 m,信息插孔到终端设备的连线不超过 10 m。其走线方式有两种：

a. 采用走吊顶的轻型槽形电缆桥架的方式

这种方式适用于大型建筑物，为水平布线系统提供机械保护和支持，装配式槽形电缆桥架是一种闭合式金属桥架，安装在吊顶内，从弱电竖井引向各个设有信息点的房间。再由预埋在墙内及地下的不同规格的镀锌钢管及线槽，将线路引到墙上的暗装铁盒内及地面出口处。

按照标准的线槽设计方法，应根据水平线缆的外径来确定线槽的容量。

即：线槽的横截面积＝水平线缆横截面积之和×3

为确保线路的安全，应使金属槽体有良好的接地端，金属线槽、金属软管、电缆桥架及各配线机柜均需整体连接，然后接地，如不能确定信息出口准确位置，拉线时可先将线缆盘在吊顶内的出线口，待具体位置确定后，再引到信息出口。

吊顶走线示意图如图 9.4 所示。

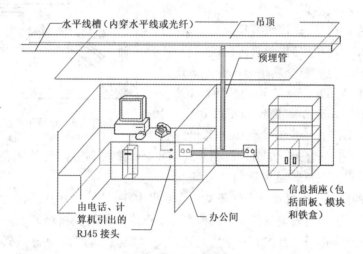

图 9.4　吊顶走线示意图

b. 采用地面线槽走线方式

这种方式适用于大开间的区域，有密集的地面型信息出口的情况，建议先在地面垫层中预埋金属线槽，主干槽从弱电竖井引出，沿走廊引向设有信息点的各房间，再用支线槽引向房间内的各信息点出线口，强电线路可以与弱电线路平等配置，但需分隔于不同的线槽中，这样可以向每一个用户提供一个包括数据、语音、不间断电源、照明电源出口的集成面板，真正做到在一个清洁的环境下实现办公自动化。

由于地面垫层中可能会有消防等其他系统的线路，所以必须由建筑设计单位综合各系统的实际情况，统一完成地面线槽的设计。线槽容量的计算应根据水平线缆的外径来确定。

根据医院的实际情况，水平电缆从楼层配线、天花板线槽引向工作区各信息点，配线间内接线端子与信息插座之间均为点到点端接，任何改变系统的操作（如增减用户、用户地址改变等）都不影响整个系统的运行，为系统的重新配置和故障检修提供了极大的方便。

水平线缆将干线线缆延伸到用户工作区。本项目中话音点和数据点采用 6 类的 8 芯非屏蔽双绞线，符合 EIA/TIA 568 标准的 6 类线，可在 100 m 范围内保证 1 000 Mbps 的传输速率，能够充分满足各种宽带信号的传输，可满足用户将来使用各种计算机网络的需求。水平线缆的长度根据图纸估算（信息点数×平均线缆长度）并考虑了端接余量及富余量（10%）。

水平子系统所需材料清单如表9.3所示：

表9.3 水平子系统器材表

序号	设备名称	单位	数量
1	6类非屏蔽双绞线	305米/箱	514
2	4芯室内多模光纤	m	800

③ 管理子系统

又称楼层配线子系统，是水平子系统与垂直子系统的衔接点。

在综合布线系统中，当布线系统需要调整时，可以通过布线配线管理系统来重新配置布线结构。如图9.5所示。

由于盐城市第三人民新区医院是一个综合医院，应用比较广泛，按照以上思路，医院的主设备间设在五层网络中心机房（建议将五层靠近弱电井的活动室改为网络中心机房）内。管理医院内所有的语音点和语音信息点。整个网络分5个汇聚层，21个分管理区。其中IDF1～2汇聚到SDF1；IDF3～4汇聚到SDF2；IDF5～7汇聚到SDF3；IDF8～10汇聚到SDF4；IDF11～13汇聚到SDF5。外网分为2个汇聚层，9个分管理区。IDF1、IDF2、IDF4直接接到五层计算机机房主配线间，IDF3汇聚到SDF1，IDF5～9汇聚到SDF2。

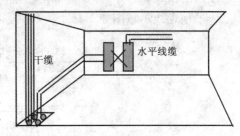

图9.5 管理子系统结构图

各个区域的信息点通过水平布线子系统全部集中在本区域的配线间内，再连接到大楼的配线中心，即位于五层的主设备间。该种方式不仅降低网络拥挤堵塞现象且方便用户将来维护、使用及网络管理。具体的分布情况见PDS系统图。管理间的配线架用于将连接至工作区的水平线缆与自主配线架引出的垂直线缆相连接。

在本项目中，管理间管理子系统是由配线架、跳线所组成。在配线架上使用色标来区分干线电缆、水平线缆和连接在配线架上的设备端接点。

话音分配线架分水平和垂直两部分，依据要求，水平配线架采用24口快接式配线架，垂直配线架采用110配线架，垂直主干配线架卡接垂直大对数线缆，水平配线架卡接水平线缆，两部分采用跳线连接，跳线则采用1P-RJ45的快接式跳线。每个分配线间的光纤到光纤配线架后通过光纤跳线连接到网络设备上，再通过数据跳线（RJ45-RJ45，4P）和数据的水平铜缆配线架（外网）连接，外网数据的水平配线架连接计算机点的水平线缆铜缆，配线架的数量也考虑了足够的冗余，以便将来系统的扩容。该方式可以更好地满足结构化布线系统的需求以及达到TIA/EIA568B的应用方式，并且可使系统整体工程更加完美。所有的光纤配线间内光纤耦合器均采用ST接头，光纤跳线采用双工的ST-SC跳线。

本设计在网络中心机房、程控交换机机房和各配线间里的光纤配线架上均采用快速跳线。

④ 垂直干线子系统

垂直子系统是用来连接设备间和管理区子系统之间的线缆，它是整个布线系统的主干。如图9.6所示。

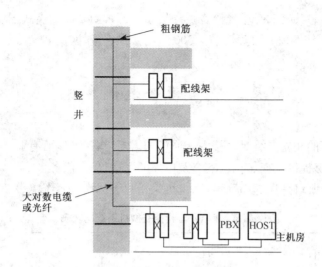

图 9.6　垂直干线系统主干图

数据主干采用 6 芯室内（62.5/125 μm）光缆连接，网络中心到各个汇聚层管理区，到分管理区，汇聚层管理区到分管理区都采用 6 芯室内多模光缆连接。语音垂直主干采用 5 类 25 对大对数电缆。

本系统在垂直主干子系统中采用的主要材料如表 9.4 所示：

表 9.4　垂直子系统器材表

序号	设备名称	单位	数量
1	5 类 25 对大对数线缆	305 m/轴	14
2	6 芯室内多模光纤	m	2 950

⑤ 设备间子系统

盐城市第三人民医院新区医院一期新病房楼的设备间设在五层网络中心机房内。

设备间分为数据主配线间和语音主配线间，需安装的设备包括网络机柜、汇总的光终端箱、语音主配线架、核心交换机等。

数据主设备间和语音主配线间设在五层网络中心主机房 MDF，为了实现高可靠性，本方案将主配线架全部安装在机柜内，采用 2 m 标准机柜。

在此次设计时，考虑到网络设备普遍使用了 SC 接口，因此全部使用了 SC-ST 双芯光纤跳线。跳线的数量暂定为 78 根，能满足现在网络设备的需要。

中心机房位于五层，根据应用系统的不同分别采用了铜缆配线架和光纤配线架。其中铜缆配线架可用于将各种弱电信号的水平布线与垂直干线相连，并通过跳线控制所有配线架上的弱电信号路由，从而实现对话音信号和其他弱电信号集中管理的目的。

对于计算机系统，则采用光纤配线架将光缆汇集到主配线间。网络主设备经光纤跳线与光纤配线架连接，以光纤配线架为中心将光纤引至大楼各层的子配线间。

数据主干用光纤主配线架及 IC 分配线架均采用标准光纤配线架，可方便地与网络设备共享空间，并且具有跳线管理方便的特点。

数据配线架采用机柜式安装，与汇聚层管理区（SDF）和分管理区（IDF）连接。

本案的语音点总共有 937 个。语音主配线架全部采用 110 便捷式配线架。管理间引入 5 类 25 对大对数线缆 50 根,并设计有 1 500 对的接入容量。

第三节　语音通讯系统

电话通讯系统的建立是满足大楼内外通讯的需求,具备开展所有业务活动,进行各种信息交互的功能,能够提供快捷、有效、安全及可靠的通信、信息服务。

语音通讯系统既可采用虚拟网设计,也可采用程控交换机系统。表 9.5 为两者的比较。

表 9.5　虚拟网与程控交换机系统比较表

序号	比较项目	虚拟网	程控交换机
1	产权	电信公司	企业自身
2	费用	每个月的月租费昂贵,需按照每门电话进行收费,后期维护费用高	前期一次性投资费用高,后期维护费用低,通话费按每条中继线结算
3	使用	装机、移机均要到电信局申请,办理手续烦琐	装机、移机不受任何限制,使用方便
4	功能	电话功能如呼叫转移、三方通话、呼叫限制、呼叫等级(国际、国内、市话)等都需要到电信局申请并办理手续,大部分功能要收取相应的费用	呼叫转移、三方通话、呼叫限制、呼叫等级由使用单位自由设置、随意更改,无需任何费用。并且交换机有许多功能是虚拟网无法实现的,如:CTI 呼叫中心,语音信箱
5	VoIP	建立在 Internet 基础上的语音通信技术日臻完美并将成为趋势,然而虚拟网却无法享用	运用自如
6	权益	当与电信局产生纠纷时,主动权完全在电信局,可随时对用户采取极端措施,如停机等,客户权益无法保障	使用交换机即使外线中断,内线也能确保畅通,不影响用户内部工作,况且可自主选择电信运营商,客户权益受到保护
7	软硬件升级及维护	由电信部门负责	网站下载免费升级,需要实现特需功能,交换机可为客户订制特制程序
8	话费管理控制	无法控制话费使用,市话话单不可打印	可实现多种话费管理、押金管理、卡号管理等,并可以随时查询,可有多种查询方式(如超长通话记录查询、月查询、季查询、年查询等)。可查询出每次通话的起始时间及结束时间等信息,可随时按需要调出使用开始至今的所有呼叫详细清单,并记录所有的呼入电话

1. 采用虚拟网设计

如果采用虚拟网设计,则语音通讯系统和网络数据系统综合考虑设计为佳。

由于各层水平电缆的两端(插座面板和配线面板)均采用了 6 类非屏蔽 RJ45 模块,故系统在使用相同模块的区域内的互换性非常好,可实现语音/数据完全互换,使电话与电脑之间的线路转换十分简单,仅仅只需要在配线架上改变跳线即可,大大方便了今后的实际应用。

2. 采用数字程控交换机

水平部分设计一样,只是在语音中心机房增加一台程控交换机,按照一定的比例配置中继路数。

第四节　公共广播系统（背景音乐）

1. 系统概述

（1）公共广播系统为医院提供了公共广播、背景音乐、紧急广播三大功能：公共广播为提供方便语音传播手段，通过本系统可实现不同楼层、区域的语音寻呼需要；背景音乐为病房大楼营造一个轻松、愉快、和谐、优雅的环境；紧急广播用于播送突发的公共事件，是安防系统的重要组成部分。

（2）公共广播系统实行分区控制，分区的划分应严格与消防分区一致，在某区某层发生火灾时，则该层及上下相邻层均应报警。公共广播系统平时以背景音乐为主，在火灾情况下自动转换为火灾紧急广播。

（3）系统由节目信号源、远程呼叫话筒、节目编程播放器、前置放大器、功率放大器、监听器、分区矩阵、消防信号智能接口、报警信号发生器现场末端扬声器及物理连接线路组成。

系统可设计了多个防区，具体的防区满足消防分区要求，根据现场的条件，采用吸顶喇叭和壁挂喇叭。

2. 系统功能

（1）平时播放音乐，当有紧急/火警广播要求时，能立即强切为广播状态，对所需要广播的区域进行广播；

（2）可分区广播、寻呼。规定多种音源在不同的区域同时播放；

（3）可实现 N± 或 N±4 邻层报警功能；

（4）可定时开启、关闭整个系统电源，做到无人值守。

3. 系统组成

设计选用数控广播，数控网络广播系统运用最新的数字技术，现场总线技术，网络通讯技术相结合而建立起来的一套崭新、完整的数字网络广播体系。它以全新的理念构造出新一代的广播系统，焕发了无穷的活力，是任何传统广播系统所不能比拟的。数控网络广播系统就是在实现强大、多样功能公共广播的同时，充分体现出高度的智能化和可靠的稳定性。由于现代技术的飞速发展，故必须充分考虑今后的发展需要，设计方案必须具备前瞻性和可扩展性，这不仅充分保护了甲方的投资，而且具有较高的综合性价比。可根据广播地点灵活的自行设置要播放的区域。其软件功能强大，实用强，是新时代公共广播必选设备。

根据各大楼的结构，按照相关设计规范要求，并结合用户使用的方便性与合理性，把大楼的每个楼层设计为一个广播分区。

建立分区的优点是能够方便用户对广播系统实行管理。用户可以按照意愿，决定广播节目的播送范围。广播范围是以分区为单位进行划分的。公共广播管理人员可以操作控制设备，设定播放节目的广播发送到哪些分区或是全部楼层播放。

对于紧急报警系统，分区的建立更有其必要。紧急广播的发送区域往往是有限制的，例如，当第 N 层发生火警，首先应通知撤离的对象应是该 N 层的人员。根据消防规范，火灾楼层相邻的层面人员也应立即得到撤离通知。而距离火灾层较远的楼层，则暂时不应予以惊动，以免其内人员惊慌失措，制造不必要的混乱局面。在建立分区后，系统便能够从容地胜任这种有选择地对局部分区的紧急报警功能。

4. 工程实例

以下介绍南京聚立工程技术公司为盐城市第三人民医院新区医院新病房楼智能化系统所设计的紧急广播和背景音乐,供参考。系统的主要功能是提供厂区背景音乐、广播以及紧急通知等。

在新病房楼走廊等重要场所设置音箱放音设备,由管理中心集中控制。通过广播的传输可以将分区广播有机地结合在一起。系统可选定的多种音源中任一种作为某个区域的背景音乐。同时,兼顾到广播系统及日常事务广播功能。

紧急广播及背景音乐采用同一套系统设备和线路,当发生紧急事故(如火灾时),可根据报警信号自动切换到紧急广播工作状态。火灾报警时,可进行报警广播,提供任何事件的报警联动广播,手动切换的实时广播。

(1) 系统说明

系统采用上海旗胜的产品。其可靠的质量、完善的功能、优秀的音质、合理的价格得到了各工程单位的首肯。

根据系统线路损耗及扬声器预留功率容量,所选用的线缆规格如下:

① 主干设计采用超五类双绞线;

② 模拟部分设计采用 ZR-RVS2×1.0。

(2) 前端音箱的布置

在新病房楼走廊等区域安装壁挂音箱和吸顶音箱,其中壁挂音箱 38 只、吸顶音箱 268只。具体楼层分布如表 9.6 所示。

表 9.6 广播音箱分布表

楼层	壁挂音箱	吸顶音箱	楼层	壁挂音箱	吸顶音箱
室外			7F		17
一1F	14		8F		17
1F		32	9F		17
2F		34	10F		17
3F		34	11F		17
设备层	24		12F		17
4F		32	机房层		
5F		17	合计	38	268
6F		17			

(3) 背景音乐功能

本系统可以实现从 CD 唱机、收音头等背景音乐节目之间的选择、切换,选择一路输出,可对节目音量的输出进行控制。

(4) 消防广播功能

大楼公共场所内设置的壁挂音箱和吸顶音箱,平时做背景音乐用,一旦发生消防报警,音箱即以最大音量播放消防广播,也是以 N、N+1、N-1 模式播放。

(5) 业务广播功能

系统可为呼叫站按键的优先权编程,可将每个按键设定与相应广播区域对应,在广播控制中心呼叫时,只需按下相应广播区域的按键,即可对想要寻呼的广播,或可对全部区域寻呼。在每次寻呼前,都有一个悦耳长醒讯号。设置在广播控制室的呼叫站可对任意区域进行来人、通知、广播讲话等业务广播。

(6) 分区控制功能

本系统通过主机系统可实现分区广播,需要是也可实现全楼广播,操作可以在主机面板或呼叫站面板实现。

(7) 远程控制功能

呼叫站可远离主机 1 000 m,即在距主机 1 000 m 的地点可实现系统控制功能,如选择音源、调节音量、选区广播等。利用呼叫站对系统进行人工的业务或消防远程,由主机通过组合线缆给呼叫站供电,呼叫站的广播申请通过组合线缆传输到主机,通过主机的优先机比对,选择优先级高的给予接入,呼叫站的各种控制信息和语音信息发给主机,由主机控制协调各相应模块的工作,完成远程的人工业务和消防广播。

(8) 监听功能

在机房可以实时监听室外区域的广播信号。

(9) 消防自动报警功能

广播和消防共用一套广播系统,广播系统在收到报警信号后,立即自动对相应防火分区进行消防广播,消防广播符合有关消防规范,具有最高优先权。当紧急情况发生时,相应区域的正常广播立即被中断,取而代之的是消防广播和安全疏散引导广播,引导安全疏散(N、N+1、N−1 的模式)。

(10) 可扩展功能

系统采用模块化结构,可按功能要求,使用场合,选配模块的种类和数量,实现设备和功能的最佳组合而避免不必要的浪费。模块通过主机内插槽安装在主机内,易扩展。

(11) 故障功放检测、显示、切换功能

系统能够不间断的对主机设备、功率放大器自动进行检测,当主机设备、功率放大器故障,检测系统能够及时将故障点显示,并对值班人员进行故障告警。功放切换是指在设备正常工作中,某台功放突然停止(或烧毁),系统会自动把备用功放切换上去,以保证广播设备的正常运行。系统发出 20 kHz 的导频信号进入功放,经放大后再返回系统进行检测,如检测不到 20 kHz 的导频信号,扩展机箱会判断出功放已停止工作,把备用功放切换相应的功放上面。(四台正常工作的功放配有一台备用功放)

(12) 自动播放功能

可以根据校历编制周一至周日的播放工作表,自动定时定点播出上下班铃声、音乐、节目等。主机内设 5 种定时播放任务方案,在每种定时播放任务方案内都有设定了在何时以何种方式(连续、按序、随机等方式)播放何种(也可以播放一个集合)到那些区域的任务表,可根据用户的需要选择其中一种,开机自动运行。

(13) 自动开关电源功能

选择节目定时器,每台节目定时器能控制 4 台电源时序器,可设置 80 个开关时间事件,时钟误差为 3～4 s/月,完全满足广播系统要求。电源时序器可为 8 台设备供电,广播系统中除 AM 3810 主机和定时器直接 24 h 不间断供电,其余均有电源时序器供电,这样便于业务管理及节约能源。

第五节　综合安防系统

根据公共安全防范的要求,设置综合安防系统。综合安防系统主要包括闭路电视监控系统、入侵报警系统、巡更管理子系统、门禁系统和停车场管理系统。

一、电视监控系统

电视监控系统采用数字视频监控方式,前端图像通过视频编码器将图像进行数字编码(D1 分辨率)、存储,编码器支持双流的方式,数字实时图像通过解码器在电视墙或者直接在计算机终端上显示,数字存储图像集中进行存储,且接受管理平台的统一管理。

1. 作用

安全标志着生活的质量,犯罪严重影响人们的生命财产安全,而降低犯罪最有效途径则是预防。运用先进的技术手段,在一定区域范围内警戒可能发生的侵入行为,对发生的报警及时捕获和记录相关影像,对重要的部门进出实现自动记录,对重要区域提供有效的保护等,防范胜于救灾,责任重于泰山,对安防系统的要求更是严格。

随着经济水平和科学技术的飞快发展,人们对安全防范要求也越来越高。为了对付各种各样的经济刑事犯罪,保护国家和人民群众的生命财产的安全,保证各行各业和国家重点部门的正常运转,采用高科技手段预防和制止犯罪已成为保安领域里的共识。

2. 组成与配置

监控系统是由前端设备和监控中心两大部分组成,可细分为摄像、传输、控制、显示与记录设备 4 部分。

在医院大楼车库、电梯厅、楼梯前室、大楼入口门厅、电梯轿厢、走道等处设置前端摄像机,进行现场实时监视录像,以保证可以有效地杜绝隐患或发生突发事件时可以及时处理,其中根据设置场所的要求,分别设置彩转黑固定摄像机、彩色半球摄像机、电梯摄像机和一体化快球摄像机。

系统使用传输采用编码设备,该设备支持 8 路视频编码,支持通过网络组播方式对其进行实时的视频访问。

显示部分采用液晶显示器组成的电视墙。通过解码器将视频还原成模拟信号输出到电视墙上进行显示,通过视频客户端进行图像切换。

配置 2 台高性能 PC 机进行图像查看及完成系统管理功能,在 PC 机装上操控客户端之后,也可以查看系统所有图像。

3. 系统功能

为了给医患人员提供良好的就诊环境,以及给医护人员营造愉悦、安全的工作环境,需要在病房大楼内设计一套闭路电视监控系统作为安全防范系统的重要组成部分。整个系统的控制中心设置在消防控制室内,控制中心内设有屏幕墙和操作台。系统实现以下功能:

(1) 对整个医院内各大楼的主要出入口、重要部门、重要保护区域进行实时的视频监控,有效地预防各类案件的发生,并对各个监控点进行全程的录像,从而为日后的事件取证提供有力的依据。

（2）对整个医院各大楼的主要出入口、重要部门、重要保护区域进行多层次的入侵防范，并对各类报警事件进行记录，从而为病房大楼的安全防范提供一种有效的手段。

（3）安防一体化平台的建设，有利于日常的操作及管理，从而为大楼的安全防范提供一个可操作性更强的管理平台。

（4）强大的智能联动机制，发挥安防系统的最大性能，从而为大楼的安全防范提供更有力的支持。

（5）可以为医疗纠纷的处理提供有力的证据。

4. 系统布控

安全防范系统将利用各类报警探测器、摄像机以及巡更系统对整个医院内各大楼的公共区域、重要场所进行全天候、全方位、多层次的防范和监控，遵循纵深防护体系的原则，建立监视区、防护区和禁止区进行功能划分，以建立多道防线：

（1）监视区：建筑物主要出入口及周边地区等，该区域主要采用各种报警探测器实施防范，在有异常情况时，触发报警信号并联动周边相关监控系统；

（2）防范区：建筑物主通道、楼梯口、电梯前室、大厅等，该区域主要采用报警探测器与摄像机相结合的方式，常态下处于视频录像方式，布放后则与报警探测器联动，当报警信号触发后，对可疑地点集中监控录像；

（3）禁止区：建筑物内重要房间、机房、贵重器材室等，该部分区域同样采用报警探测器与摄像机相结合的方式，但当出现非常情况后，报警探测器在联动摄像机跟踪记录的同时，联动大楼灯光等其他报警系统，直接对入侵人员造成威慑。

三级防护环环相扣，层层相卫，共同构建一套完整高效、安全可靠的监控系统。

5. 主要系统结构

（1）数模结合方式，即模拟矩阵加数字硬盘录像机，比较适合单体建筑，系统相对比较稳定；

（2）纯数字组网方式，即 IP 矩阵和编解码器，整个系统增加自由灵活，但是对网络的要求比较高，占用网络资源，比较适合面积大、监控点多的场所。

设计采用纯数字组网方式，在整个医院的安全防范中心设计一套 IP 矩阵主机，前端各大楼内的视频点通过编解码器接入整个医院的控制中心内。

6. 工程实例

以下介绍南京聚立工程技术公司为盐城市第三人民医院设计的闭路电视监控系统。

（1）闭路电视监控系统需求分析

该系统主要是通过安装的摄像机对院区内的一些重要场所，如大厅、重要的出入口、电梯轿厢等处进行监视和录像。它既是一个相对独立的子系统，同时也可以作为其他系统（如防盗报警系统）的联动系统，在发生意外时进行现场监视和录像。具体的要求为：

在大楼重要出入口、大厅、走廊以及停车场等重要部位设置彩色一体摄像机或半球摄像机，在安保中心对这些地方进行实时监测和录像。安保中心能编程实现对任意摄像机信号在指定监视器上进行固定或时序的切换显示。

能够造访任一路或多路信号，并可进行 24 小时实时录像，采用数字硬盘录像技术。可以实现与其他系统（如防盗报警系统）的联动控制。

（2）监控系统设计原则

系统布点原则将在建筑图纸的基础之上充分考虑相关技防要求。本着充分体现系统先进性、稳定性的原则,从智能化设施的重要性及系统的安防特殊性,到设备选型、工程施工,均做了详尽的考虑,同时也兼顾系统的美观、实用、经济的原则,使整个系统设计力求做到配置完善、技术先进、操作简便、宜于维修。为了适应建设和技术的发展,系统的设计还须做到有扩充能力、有发展余地。另外在体现系统设计的先进、合理特点的同时,还加强了确保系统运转的可靠性和稳定性的措施。

① 系统的高效、先进、集成性等多方面的因素,将 CCTV 电视监控系统集成在统一的平台上,充分利用系统的资源,实现最大的利用效率。

② 闭路电视监控系统各项功能的设计和实现,必须以医院的日常工作及管理为中心,提供一个安全、舒适、良好的生活环境。根据对用户需求的分析以及盐城市第三人民医院新病房楼各区域内具体使用性质的要求、项目建设的标准,为保障盐城市第三人民医院区域内人员的正常工作和安全管理,需配置合理的技防系统,使其具有完善可靠的安全防范的能力。主要目的是:

——实现管理监控人员能够比较方便地通过系统执行安全监视任务。

——监控系统的画面显示能够自动或手动切换,在画面上有摄像机的编号、时间和日期或者是现场名称。

——闭路电视监控系统与防盗报警系统能紧密配合,能可靠实现报警联动功能。

——采取突出重点、兼顾整体,对本区域实行多层次、全方位的保安覆盖,使盐城市第三人民医院新病房楼各区域始终处于实时有效的安全防护监视之内。

③ 按国家公安部门相关的行业标准和业主提供的技术要求。

突出盐城市第三人民医院新病房楼内部各重要功能地区及区域出入口的监控,突出医院内主要出入通道的监控。

④ 建立一个完备的监控中心;并兼作安保总控制中心。

盐城市第三人民医院新病房楼共有 1～12 层,控制中心设在一层。

闭路电视监控系统是靠分布在各区域的摄像机对现场进行摄像监视,所以合理地设置监视点是系统设计的关键。

系统需在重要的地方安装摄像机(各区域出入口、重要场所及其他公共场所等部位),为保安人员提供直接监视整个院区内情况的手段,使保安人员在控制中心便可以明察整个区域的情况,加强保安效果。监控中心设在安保管理中心,能够进行监控、录像、联动、日常维护和管理。

⑤ 监控系统特点

——智能化。以管理中心为核心,合理分布监控点,充分采用智能化程度高的系统设备和合理的系统构架组合,实现系统对目标的智能化管理。

——模块化。主要设备均为模块设计,系统的结构上也遵循了这一原则,这样系统层次分明,符合系统的可扩展性和国家标准工艺流程,便于使用和维护。

——标准化。系统设计执行产品标准化要求,系统中重要设备均选用品牌产品,完全参照行业相关标准,充分体现系统的先进性和标准化的要求,将系统规范化、产品标准化作为重要的设计原则,以保证系统的一致性和可靠性。

——开放化。系统设计必须充分考虑系统的开放性。监控系统的开放性设计主要有二方面;一是系统控制(矩阵)主机应具有系统扩容、升级方便的特点,以满足用户今后发展的需要;二是系统控制(矩阵)主机应具有标准外部接口和开放的通讯接口协议,能方便地满足与其他子系统(如:门禁、防盗报警等)之间的互联互动。这尤其是在一些大型监控系统或综合性安保系统中,系统的开放性显得非常重要。

——人性化。操作最终是由操作人员来完成的。因此系统设计中必须充分考虑操作人员的因素。机房设备的布局,操控台的安置均应体显集中化、直接化、标准化;操作流程应尽量规范化、简单化。

(3) 监控系统设计

电视监控系统主要由摄像前端部分、传输部分、显示部分、控制与操作部分、接地与供电等部分组成。

① 系统设计主要技术指标

在摄像机的标准照度下,电视监控系统主要技术指标达到以下要求:

视频信号传输阻抗:75 Ω

系统视频信号同步方式:电源同步(线路锁相)方式

视频信号输入/输出幅度:$1.0V_{p-p} \pm 3$ dB

系统图像清晰度:彩色显示水平分辨率≥270 线;黑白显示水平分辨率≥400 线

系统图像灰度等级:彩色显示灰度等级≥8 级;黑白显示灰度等级≥8 级

信号随机信噪比:S/N 37 dB

总体图像等级:≥4 级图像质量(主观评价)

系统安全性:满足 CE 标准

② 系统同步与信号传输方式

闭路电视监控系统视频同步通常有几种方式。一是由电视监控中心输送独立的统一的同步触发信号——即系统外同步方式;二是由电视监控中心采用系统交流电源集中统一供电,以交流电源频波作为同步触发信号——即系统电源同步方式;三是各摄像机采用内同步模式送出视频信号,再通过电视监控中心的视频同步机产生同步的系统视频信号——即系统内同步方式。

设计采用系统电源同步方式,由电视监控中心采用系统交流电源集中统一供电,以交流电源频波作为同步触发信号。

③ 系统供电与接地要求

闭路电视监控系统供电通常有两种方式;一是使用独立的稳压电源集中供电,以便保证系统运行的安全性和设备的同步性能,二是在现场就地供电。

系统设计采用中心集中交流供电方式,并配备在线式后备电源,后备电源供电时间不小于 1 h。

闭路电视监控系统接地通常有两种方式:一是整个安保系统设备接地采用统一接入大楼综合接地桩,并通过大楼接地等电位排,实现前端和传输线路的全接地方式。二是整个安保系统设备接地,采用统一接入弱电单独地(接地工程需另行施工),并通过专设的弱电接地等电位排,实现前端和传输线路的全接地方式。

系统采用大楼综合接地方式。所有系统前端设备均就近接入大楼接地等电位排,中心的供电设备、机柜、操作台都通过专用接地电缆(截面积≥25 mm²)接入大楼综合接地桩。

系统内所有设备与大楼综合接地点之间的接地电阻均必须小于 4 Ω。

④ 系统前端摄像部分

摄像部分包括:摄像机、镜头、防护罩、安装支架和云台等。它负责摄取现场景物并将其转换为电信号,经视频电缆将电信号传送到控制中心,通过解调、放大后将电信号转换成图像信号,送到监视器上显示出来。

a. 摄像机

系统采用彩色一体化摄像机、带云台摄像机和半球摄像机三种。

——在地下层停车场全部设置带云台摄像机;

——各楼层主要出入口、进出通道设置固定摄像机摄像机;

——在病房楼电梯轿厢,使用电梯专用半球摄像机;

b. 镜头

镜头全部为自动光圈镜头。

镜头与摄像机联合使用,选取与摄像机匹配的优质的自动光圈定焦镜头。

c. 普通云台

室内普通云台的水平调整角范围应在 $0°\sim360°$,垂直调整角度不低于 $\pm60°$,水平转速不低于 $6°/s$,垂直转速不低于 $3°/s$。

d. 解码器

解码器应能对专用数据电缆接收的来自控制主机的控制码进行解码,放大输出,驱动云台的旋转以及变焦镜头的变焦与聚焦,并附一些辅助功能,例如灯光、云台自动控制等。

e. 防护罩与支架

室内防护罩采用铝合金压模一次成型的小型室内防护罩并配合铝合金 L 型万向支架。其安装的水平调整度范围在 $0°\sim360°$,垂直调整角度不低于 $\pm60°$。

⑤ 系统中心控制设备

CCTV 的控制设备系统用于图像信号的切换、录像和画面处理;系统数据控制信号的编程、通讯和处理;报警信号的联动处理等。

电视监控系统采用数字矩阵主机作为主控系统,配置多媒体控制软件集成监控和管理系统,机房设在盐城市第三人民医院新病房楼一层消防控制中心。CCTV 的主控制设备放置在监控中心内,这些设备有:工控式硬盘录像机、矩阵控制主机和控制台等。

分控中心设置视频分配器以及监视器控制本区域的摄像机,同时能和主控中心矩阵主机联网运行。

系统控制主机和操作键盘的功能如下:

——视频切换控制。系统的中心控制功能,切换系统中所有摄像机输入和监视器输出的切换。切换操作是响应操作人的键盘输入或者是可编程巡视、成组切换、定时事件或报警反应的自动动作。

——巡视。巡视是显示在同一个监视器上的摄像机输入的自动序列。每个摄像机显示一段时间("驻留时间")。一个序列中可多次插入同一摄像机,并且是逆向运行的。

——监视器巡视。监视器巡视是一个摄像机临时序列,它编制在一个单独的监视器中。一个监视器巡视可有 $n(\leqslant64)$ 个摄像机插入位置,每个位置有驻留时间。

——系统巡视。系统巡视是一个通过设置菜单预编的巡视。它可编制 $n(\leqslant64)$ 个独立的巡视,被操作人或定时事件随时调用到任何监视器上。每个位置有独立的驻留时间、预置摄像机场景和辅助操作。

——成组切换。将一组摄像机同时切换到若干台相邻的监视器上显示。可编制 $n(\leqslant 64)$ 个摄像机组供操作人调用或自动调用。每组最多包含 $m(\leqslant 16)$ 台摄像机,每台摄像机有一个可选的预置场景和辅助操作。

——定时事件。按用户规定时间发生的可编程控制的系统巡视自动调用和报警联系表调用事件。可设置独立的事件定时器,每个可指定在每天的某个指定时间或每周中的某几天或某周中的某几天。

——调用系统巡视。每个事件定时器,可自动调用任何系统巡视到任何监视器上显示。

——调用报警联系表。每个事件定时器可以要求任何报警联系表动态改变报警接口到监视器联系。

——报警响应。报警是与控制主机连接的外部设备(感应器等)产生的一个信号,可看作一个报警触点。最多可编制 a(＝系统最大视频输入容量)个独立的报警触点,在发生(收到)报警时,自动调用摄像机到监视器上显示。

——报警摄像机编程。可为每个报警触点编程,在收到报警时,调用指定的摄像机或摄像机组,包括每台摄像机的驻留时间、预置场景和辅助操作。

——报警监视器编程。每个报警触点可编程调用关联摄像机显示在指定的监视器上。可编制独立的报警触点与监视器关系的报警联系表,用于事件定时器调用。可为每个用于显示报警的监视器设防不同的报警显示和清除方法。

——系统状态显示。操作人可要求显示当前的摄像机到监视器切换分配。它还显示当前的每个监视器的状态、当前运行的系统巡视情况和当前每台摄像机视频输入的丢失情况(如果系统安装了视频丢失检测模块)。

——视频丢失检测。加装了视频丢失检测模块后,系统可检测每台摄像机输入信号的丢失情况。被检测的视频丢失时的视频同步或信号强度情况为用户可选。

——输入说明。可屏幕上提供所有视频输入的说明,包括当前的日期和时间、摄像机输入编号、输入状态和一个可编程的 16 个字节的摄像机标题。

——用户指定的摄像机编号。任何摄像机输入可指定一个用户定义的(伪)摄像机编号,以满足不同的安装需要。

——可选的日期/时间显示。系统的日期格式可编制为 MM/DD/YY(月/日/年)、DD/MM/YY(日/月/年)或 YY/MM/DD(年/月/日)。时间按 24 小时制显示。

——状态栏。屏幕上的状态栏显示着当前正被查看的摄像机的信息(报警、驻留时间等)。不同的状态栏显示清单在附录上。

——外部控制输入。具备多个(≥8 个)标准 RS-232 端口允许系统通过键盘、报警接口、电脑或其他设备控制系统输入。每个 RS-232 口可设置为打印机输出或设置为系统设置数据的上载/下载口。

——系统控制输出。提供的数据线输出端口可传送切换和控制指令到系统的扩展机箱和其他系统控制单元。

——摄像机现场控制。系统数据线输出端口提供控制信息给摄像机现场接收机,以便用于控制定速或变速云台、电动镜头、辅助功能和保存场景预置。通用控制码发生器能将数据转换为控制码或 RS-232 码。

——切换器跟随。当配有可选的系统切换跟随器时,系统切换音频电路、激活图形显示卡等,以辅助系统进行控制。

——系统安全。系统有几套安全措施,以限制用户访问系统或系统的专用资源。

——口令登录进入。提供操作人口令进入功能,可使只具有权限的操作人操作系统。一旦激活操作人口令进入功能,用户必须用键盘输入用户编号和一个 6 位的口令以获取系统控制权,口令输入系统最多可容纳 64 个用户及其独立的口令。

——访问优先权。提供通用优先等级(8 个优先等级)给键盘和用户。高级用户可指定摄像机动作(云台和透镜控制)和取消低级用户。每个优先等级可编程限制其访问范围。

——键盘对监视器通道。被指定的键盘不能连接到被指定的监视器。

监视器对摄像机通道:被指定的监视器不能显示被指定摄像机的图像。

键盘对摄像机图像通道:被指定的键盘不能查看被指定的摄像机图像。

键盘对摄像机控制通道:被指定的键盘不能控制被指定摄像机的控制功能(如云台/透镜/辅助功能)。

——存储器。用户编写的数据可保存在存储器中,该存储器使用备用电池,数据可至少保存五年。保存的数据包括:日期/时间、输入说明、系统巡视、成组切换、事件定时器、端口设置、系统划分和报警编程信息。

——系统编程软件包。可在一台个人电脑(PC)上使用可选的 PC 程序包。使用该文件,系统设置数据可从一台 PC 上传或下载。该软件包提供菜单编程和存储所有系统设置信息。

——系统图形管理软件。通过鼠标和显示屏结合电子地图和各类设备图标的方式,给用户提供集中、直观和图形化的操作手段。使用户操作更简单易懂,可监控每一个角落。软件在装有 WINDOWS(98 版以上)或 WINDOWS NT 的个人电脑(PC)上运行。PC 机直接通过 RS-232 和系统 CPU 通讯(可多个端口)。

——键盘操作。图像选择:监视器和摄像机;控制摄像机:云台/透镜;调用预置场景和辅助操作;运行巡视/成组切换;确认报警/处理报警。

——控制台和机柜用于安装主机、键盘、录像机和监视器等。采用全金属材料专门定制。

⑥ 系统显示设备

显示设备主要是指监视器。监视器为彩色的,用于显示彩色摄像机图像。监视器应有较宽的频带(8～10 MHz)和较高的水平清晰度(500 线以上),而且能 24 h 不间断连续工作。

二、防盗报警系统

1. 系统概述

防盗报警系统是安防系统中的一个重要组成部分,是一种先进的通用的现代化安全防范系统,系统通过安装在现场的各类报警探测器获取报警信号,经过各种方式传入控制设备,经处理后输出相应的报警信息。

所有的探测器均接入位于控制中心的报警主机,也可独立运行对各探测点进行实时的检测。控制中心通过软件就可对前端各个主机进行撤布防、接收警情,同时结合报警器附近的监控摄像机来了解现场的情况,以确定采取合适的处理方法。在布防状态下,当前端一有警情发生,信号马上传到保安中心,并通过主控电脑的警讯中心软件弹出电子地图,发出声音提醒保安注意,此时保安可通过自动弹出的电子地图或对话框清楚发现出现异常的地点,及时处理。报警发生时,安保中心的显示屏上显示出报警器附近监控摄像机的画面,以便工作人员作出判断,同时,数字硬盘录像机亦对该画面进行录像,保存现场视频资料。

2. 系统功能

探测器负责探测人员的非法入侵,同时向报警控制中心发出报警信号。报警控制中心由报警主机及报警组成。发生异常情况时发出声光报警,同时联动监控系统实现现场的视频保存记录。本系统可以实现以下基本功能:

(1)布防与撤防功能

在正常工作或区域开放状态时,工作及各类人员频繁出入探测器区域,整个系统处于撤防状态,报警控制器即使接到探测器发来的报警信号也不会发出报警。下班后,处于布防状态,如果有探测器的报警信号进来,就立即报警。系统可由保安人员手动布撤防,也可以通过定义时间窗,定时对系统进行自动布、撤防。

(2)布防后的延时功能

如果布防时,操作人员尚未退出探测区域,报警控制器能够自动延时一段时间,等操作人员离开后布防才生效,这是报警控制器的外出布防延时功能。

(3)防破坏功能

如果有人对线路和设备进行破坏,线路发生短路或断路、非法撬开情况时,报警控制器会发出报警,并能显示线路故障信息,任何一种情况发生,都会引起控制器报警。

(4)微机联网功能

系统具有通信联网功能,区域的报警信息送到控制中心,由控制中心的计算机来进行资料分析处理,并通过网络实现资源的共享及异地远程控制等多方面的功能,大大提高系统的自动化程度。

(5)电子地图识别功能

系统报警后,控制中心可以通过电子地图识别报警区域。

(6)与110紧急报警系统联网功能

系统可显示报警部位和有关报警数据,并可与城市的110紧急报警系统联网,可记录和提供联动控制接口信号。

3. 系统组成

防盗报警系统可以细分为两部分,即手动报警和红外报警。

(1)系统主要在各病区、手术室、ICU护士站及一些重要部位设置手动报警按钮,当局部遇到火灾或重大突发事件时实现手动报警。

(2)在主要出入口、电梯厅、主要通道、机房、药库房设置红外双鉴探测器,当布防区域发生情况后,系统立刻报警,向安防中心发出报警信号,起到威慑作用,并通知保安工作人员处理现场警情。整个系统还可以与城市110系统联动。

(3)设置智能型安保防盗系统。入侵(防盗)报警探测器设置于各主出入口,另在档案室、财务室、药房、检验室等重要部位全面设防。

(4)防盗报警控制主机可对各探测器进行设防/撤防设定。进入设防状态的探测器当防范范围内环境异常时,放出报警信号至报警控制主机,同时反映出报警地址给值班人员。

三、巡更管理系统

1. 系统概述

电子巡更管理系统主要有巡更、信息采集、查询并自动记录巡更路线,巡更点和巡更时间,并与设定好的路线、点、时间做比较后自动生成保安巡更考勤记录,巡更系统可兼容扩展为全院性安保巡更系统。

医院大楼内的布点主要设置在三个区域,即夜间无人值班区、人员密集区和贵重设备、仪器、库房区。巡更点的设置应分布在楼内各层(包括地下层)及各重要部门及地区。在确定巡更线路设定合理的检测点,巡更器定时读取巡更点的信息,在巡更管理工作站中存储和打印巡更记录情况;巡更员带巡更器按规定时间及路线要求巡视,到达巡更检测点时,记录巡更员到达日期、时间、地点及相关信息。若不按正常程序巡视,则记录无效。查对核实后,即视作失职。

可选用无线和在线巡更系统。具体比较如表 9.7 所示。

表 9.7　在线、离线式巡更系统比较表

项目名称	离线式	在线式
系统造价	低	高:需布线,工程费高
适用区域大小	大	小
突时性	差	好
抗破坏性	好	一般
使用方便性	较好	好

2. 系统功能

系统能预先设计巡查路线图和巡视时间段,这些路线能按设定的时间表自动启动或人工启动,被启动的巡更路线能人工暂停或终止。

系统能实施巡视考核,对保安人员在巡更中发现的违反顺序、不按时巡查现象进行监督(报警)、纪录。

监控主机通过巡更软件可对系统进行各种参数设置和数据处理,如巡查线路的更改和巡视时间段的更改。

3. 系统组成

当医院建筑范围较大时,需设计采用无线巡更系统,系统采用手持式巡更机主机、巡更点实现巡更功能,巡更员携巡更机,按预先排好的巡更班次、时间间隔、线路走向到各巡更点巡视,读取有关信息。返回管理中心后将巡更机采集到的数据下载至电脑中,进行整理分析。

四、门禁系统

1. 系统概述

一个现代化智能型医院,是集当代最新控制技术、网络技术、通信技术成果于一体的。为提高医院的综合管理水平和管理效率,为医院提供一个安全、便捷的工作环境,为病人营造一个良好的就诊环境。根据《综合医院建筑设计规范》要求,对于限制性出入口和重要房间的出入口设置门禁装置,主要在手术室病员通道、医护人员通道、ICU 病员通道、住院处、中心药房、检验室、档案室、通讯、网络机房等安保重要场所设置门禁系统,结合一卡通或密码锁等方法综合集中管理,实现大楼管理与安全的现代化。

门禁控制器一般采用的是 32 位元 RISC CPU,其优点是指令精简,运算速度快,散热性好,系统采用分离式单元设计,一个出现问题,不影响其他设备的正常运行,每台网络控制器提供 100 000 笔合法的卡号及 100 000 笔刷卡记录,可扩充。

医院楼内各智能卡点位较多且分布较散,各点位分布在不同区域内,建议采用 TCP/IP 与 RS485 相结合的方式构建系统网络以适应这种建筑特点,门禁控制器直接接入网络,采用 TCP/IP 通讯协议。

2. 门禁系统功能

（1）时段管理功能

系统可以设置 100 种用户群组,并且可以根据用户群组类型来设置不同的管制时区和节假日计划。每个管制时区可以设置 5 个时段,同时各个时段可以设置不同的开门流程(刷卡、刷卡加密码、禁止通行)。并适合多目标对象的时段管理功能。

（2）通道管理功能

支持多卡认证,多卡加触发输入,防潜回和回传,自动布防,用户可以自己设置相关的通道特征,以实现相应的通道管理。

（3）开门流程管理

支持刷卡开门,有刷卡加密码开门、刷卡加反胁迫密码开门、用户号加密码开门、用户号加反胁迫密码开门等。系统可任意对卡片的开门时间、门号进行设定,不属于此等级的持卡者则被禁止开门。对非法进入行为,系统则会马上进行报警。对于特殊通道,可通过采用带按键读卡器实现刷卡加密码开门和多卡认证的双重保险功能,进而实现对特殊通道的安全管理。

（4）卡片管理功能

系统提供系统卡、警卫卡、巡检卡、成员卡。其中系统卡、警卫卡有超级开门权限,巡检卡可产生巡更记录,成员卡具备时段特征以时段管理。

（5）实时监控管理功能

即通道状态和人员进出情况及警报信息都可实时反映于监控室的电脑中。如哪扇门打开/关闭、哪个人、什么时间、什么地点、是进还是出等。门开时间超过设定值时,系统则会产生报警,在监控界面上能够对指定的通道实时进行多种方式的远程管理。

（6）记录存储功能

所有刷卡资料均由电脑实时显示,并在控制器上保留备份数据,便于在发生事故后进行查询。

（7）数据同步及自检功能

所有在控制器上设置的参数均可与上位机实现同步,方便用户管理整个系统。

当医院由多个建筑组成时,系统的控制中心可设置在某一楼的一层控制中心内,多个门禁控制器通过 TCP/IP 与主机通讯。系统结构如图 9.7 所示。同时可任意指定读卡器为考勤点,配置相应的考勤软件就能生成考勤报表。

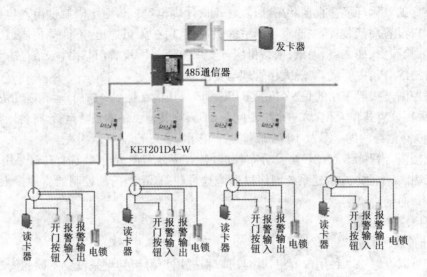

图 9.7　一个控制中心控制多个楼的门禁系统图

五、智能一卡通系统

一卡通系统是将通讯、计算机、自控和 IC 卡等技术在智能管理中进行集成运用,并通过有效的信息传输网络,各系统的优化配置和综合运用,将停车场管理、员工考勤、消费、门禁等功能综合到一张卡上,即一卡通,系统向用户提供先进的公共设施、安全防范、信息服务、物业管理等方面的功能。为用户创造安全、便捷、高效的管理、生活空间。一卡通系统是加强医院的自身防范能力、规范内部管理和提升自身形象的必要手段。

智能一卡通系统采用先进的非接触式 IC 卡技术,结合计算机网络,一张多功能非接触式 IC 卡可同时担负起医院的车辆管理、门禁、收费、考勤等多项管理职能。

1. 一卡通智能门禁管理系统

（1）系统概述

在医院内根据不同场所的要求,分别安装有感应式门禁管理系统,系统与可视楼宇对讲联动。用户通过所持一卡通 IC 卡控制门锁的自动开启。其组成结构如 9.8 所示。

系统具有以下要求:

① 系统能对 IC 卡的有效性进行快速自动认证,并控制门锁自动开启,对于持非法卡不予以开启,同时发出报警信号;

② 系统可分时段设置某张卡在该时段的合法性;

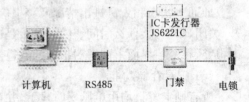

图 9.8　门禁系统结构图

③ 系统既可联网实时监控,可脱机运行;

④ 系统软件具备丰富完善的记录查询功能与考勤报表功能。

（2）一卡通门禁系统设置

在医院病房区出入口设置门禁系统,VIP 病房、主要领导办公室等处设置读卡器,并设置单门电控锁和双门控制锁对出入口进行控制,在所有楼层(包括地下层)每个重要出入口设置嵌入式读卡头,选用磁力锁对出入口进行控制,医院工作人员可凭经授权的 IC 卡刷卡进入。整个医院都设置嵌入式读卡器,医院工作人员按每人一张 IC 卡设置(暂定)。在医院物业管理中心设置一台一卡通系统管理电脑对门禁系统进行管理,设置 IC 卡发行器可对每张 IC 卡进行授权。

(3)一卡通门禁功能

① 信息记录

当要进门时,持卡人到读卡区读卡,读写器接到输入信息后,首先判断该信息是否合法,合法则指示灯亮,并向门锁发出开门信息,门锁打开,同时将卡号、日期、时间等信息记录下来,供工作人员查询或直接传输到计算机进行信息处理。

② 分类设置

系统根据管理的需要,可自由设置出入的区域,以限制人员出入的范围;自由设置出入时间,以限制人员出入时间;自由设置门状态报警,以加强安防。

③ 网络支持

系统终端支持 RS485 总线网络,方便门禁终端在医院内的布线。

④ 中心管理

管理中心可按部门建立员工资料库,定期或实时采集每个门的进出资料,同时按部门进行汇总、查询、分类及打印等,主机的各种参数均可在管理中心设置。

⑤ 脱机运行

脱机运行是将专用 PC 机的功能做在产品的控制枢纽之中,并写入与 PC 机相对应的软件,使系统不依赖 PC 机就可以正常工作,能自动识别、判断、读写、记录进出人员的资料(可容三千条以上),PC 机可随时采集读写数据,终端也随时接收执行由 PC 机发出的指令。正常工作时,PC 机可以关机或做其他工作。

⑥ 打印报表

可自行选择条件范围,打印分类报表、统计表,可分单打印,也可连续打印。报表的数据及格式、范围一经选定,系统便自动生成,并可根据要求,随时打印。

⑦ 安防联动

通过给控制器加装信号输入/输出模块,设置联动流程。

门磁信号输入结合刷卡来判别是否开门超时或强行进入。如:当控制器没有接收到卡证信息,而检测到门磁动作,就可判断为有人强行进入;当控制器接收到卡证信息及门磁动作信息,经过一段时间后,门磁动作还没有处于常态,则可判断为开门超时。

红外探测器信息。在非工作时间区及重要区域安置红外探测设备,并且设置为在警报器联动,这样,当有人或动物进入防区时,就会立即被红外设备探测到,引发非法事件,控制器接收到此事件信号后,自动接通与此联动之设备(报警器),并且将信息上传到控制中心,达到防盗报警功能。

烟雾火警探测器信息。与防盗器类似,当控制器接收到来自烟雾探测器的信息后,自动将消防通道喷水开关全部打开,同时将信息上传控制中心,接通消防部门电话,进行消防联动处理。

⑧ 其他功能

一卡通门禁还有其他功能如通过卡片信息自动启动设备进行工作,如当红外探头检测到有人员信息后自动启动摄像头拍照,或检测到一特殊事件产生后自动启动,如检测到卡信息或非法卡信息时通过控制器启动摄像头进行拍照。

(4)系统的操作流程

下文以捷顺智能门禁系统为例进行介绍,它以感应式 IC 卡作为信息载体,射频式读写,卡片与读写器均全封装,一般环境均可使用。控制器自备 485 通讯接口,易于联网。电脑联网工作状态,通讯距离可达 1.2 km,自备电源停电照常工作。

门禁工作流程如图 9.9 所示。

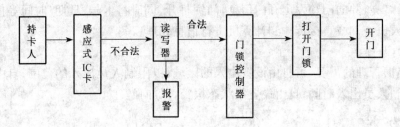

图 9.9　门禁工作流程图

(5)门禁的安装与调试

①门禁的布线:采用 RS485 总线方式。

②门禁的供电:采用集中供电的方式,并配有后备电源。

③门禁的安装:将门禁控制器控制线(弱电)和电源线(强电)分别走线、布管,读写器安装在大门旁,门禁控制器安装在室内顶部,如图 9.10 所示。

读写器与 IC 卡属于感应读写方式,持卡人不需要将卡与读写器接触,只要将卡接近读写器,在有效范围内操作就可以达到理想目的,不论卡的方向和角度如何,读写器都能正确地读取有关卡的资料,并判断识别此卡是否合法,管理电脑可随时收集数据并可实时管理,随时查看各门的开启状态。如 9.11 所示。

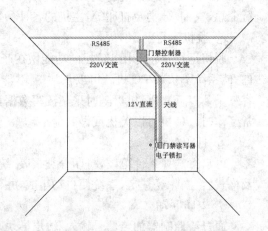

图 9.10　门禁安装示意图

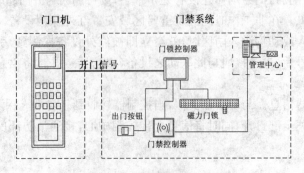

图 9.11　门禁系统组成图

2. IC 卡消费管理系统

随着 IC 卡技术、网络技术的成熟和计算机的普及,采用 IC 卡电子钱包取代现金消费模式已被消费者广泛接受,并迅速推广。采用网络技术和计算机管理的消费系统,可以简化消费和管理的各个环节,减少单人消费(售饭)时间,减少管理人员的劳动强度,提高劳动效率,最大限度地减少了财务管理的漏洞。

① 系统概述

IC 卡消费管理系统是将 IC 卡作为单位内部信用卡在消费机上使用,实现单位内部消费电子化、制度化。系统采用感应式 IC 卡作为电子钱包(储值)进行消费,它代替了传统的现金、饭菜票、有价券等消费的方式,消费者只需预先充钱于卡中,消费时营业员在收款机上输入消费额用户在收款机感应区的有效距离内出示该卡,收款机认可后扣取相应金额,并记录该条消费记录,然后自动汇总交易数据,生成相应报表。

在医院食堂内设置消费管理系统,人员的一切消费都可采用电子货币——感应卡进行,只有经本系统认证和授权的卡片才能在本系统中使用,确保电子货币管理的高度安全性和可靠性。再结合全系统的实时挂失能力和挂失管理手段,所以这种结算体系不存在任何结算风险。

管理主机能进行设备状态查询、设置时间、标识、对消费机和操作键设定,可读取和清除消费机记录和挂失卡号;对实时收集上来的资料进行汇总,并且可按个人、部门、餐次、窗口、食堂、时间等查询消费和卡片操作发生记录,自动生成各类综合统计报表,如图9.12 所示。

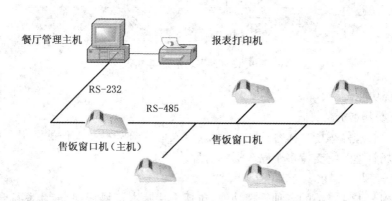

图 9.12　消费系统功能图

系统具有多种收费方式:计算式、定额式、编号式、限额或限次等。高亮度数码管可同时显示余额和本次消费额。对丢卡进行挂失,下载黑名单。在计算机或网络出现故障时,可自动进入记账消费模式,进行脱网操作,每台可存储 8 000 多条记录。

② 系统组成

系统是基于感应式 IC 卡技术、自动控制技术和计算机网络的综合型控制系统。由 PC 主机、通过 RS485 接口连接的收款机、运行于 PC 主机的配套管理软件、与主机相连接的感应式发卡机(充值机)、感应卡和网络连接电缆等组件构成。

可在医院员工食堂设置独立的 POS 机。

3. 停车场管理及引导系统

(1) 系统概述

目前,车辆管理系统已成为智能建筑中不可缺少的一部分。停车场管理的要求是:现场无人看管,完全智能化,管理人员可以在车场环境外的任意固定地点对于车场执行完全控制权,完成各种统计、监视、报警、引导等功能,功能包括车辆人员身份识别、车辆资料管理、车辆的出入情况、位置跟踪和收费管理等。

智能停车场管理系统以先进的智能 IC 卡为信息媒介,将计算机数据与图像处理、机械制造和自动控制等技术有机结合起来,可在脱机状态下实现:自动识别卡内身份、自动开启与关闭闸机、自动储存记录、自动 LED 屏信息提示等功能,成为将车场管理完全置于计算机管理下的机电一体化系统。图 9.13 为其架构图。

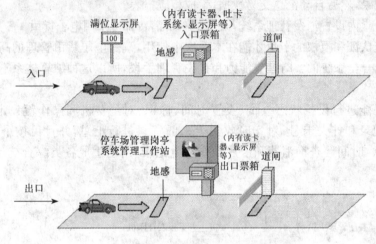

图 9.13　停车场系统架构图

(2) 系统功能

① 停车场基本资料管理

主要用于管理停车场总体容纳能力信息、出入口通道资料及工作站资料等停车场基本资料。停车场管理系统支持多个停车场的管理。

② 卡片管理

主要实现与卡片有关的各种管理功能,包括卡片基本资料管理、卡片发行管理、卡片更换管理、卡片回收管理、卡片禁用/解禁管理、卡片出场管理等。

③ 统计报表管理

查询各类统计信息,包括车辆出入场记录统计、车流量统计、场内停车状况统计、系统警报信息查询和操作员交班查询等。

④ 权限管理

管理系统登录用户资料和交接班操作,包括系统操作员资料设定功能、操作员密码修改功能和操作员交接班功能。停车场系统将操作员分为两种权限:系统管理员和普通管理员,每种操作员登录后将只能访问已授权的功能。

⑤ 选项设置

主要用于一些系统参数的设定以及历史数据的管理,包括系统选项设置、满位显示屏

LED设置、视频属性调整以及系统数据维护。

（3）停车场系统设计要求

① 在停车场的每个主入口设置剩余车位显示屏,分别显示每个区域的剩余车位数。

② 在停车场的每个主入口设置系统信息屏,显示车场区域划分的详细情况,能够正确地引导驾驶员按照最简便的路径泊车。

③ 在车场的每个区域入口设置车位显示屏,显示本区域的剩余车位数量。

④ 在所有的防火区域的转闸门设置信息屏,当车场的每个区域发生紧急情况或火灾时,能够安全地引导驾驶员以最快的方法离开车场。

⑤ 在每个车位设置车辆探测器,对车位的闲置进行检测并将数据传送到上一级处理器。

（4）停车场系统设计方案

① 采用光电隔离抗雷击通讯网络,停车场控制板使用事件中断方式编程,通讯速度快、抗雷击性能强。

② 采用专为停车场系统研制的无射频干扰的全字库 LED 中文显示屏,精确指示司机的使用操作,及时反应读卡状态。

③ 停车场管理软件是基于 Windows 平台开发而成的图形化中文版应用程序,采用稳定可靠的大型数据库软件 Microsoft SQL Server。软件分单机版、网络版,可根据需要量身定做各种版本,界面友好,操作简单,功能完善。

④ 停车场软件支持网络版,如多个停车场使用同一个数据库,通过网络系统可以把数据传输到一卡通共用数据库,管理员可在其他计算机通过客户端登录后查阅所有停车场相关信息,并生成相关报表。

⑤ 每个车位安装超声波探测器,探测器将信息反馈给区位采集器,通过数据处理器自动计算剩余车位并显示。

（5）停车场工作流程

当入场车辆开停车场道闸前,停车场系统提示用户进行刷卡,同时系统开启查询记录功能,当用户为授权用户则系统自动打开道闸并记录车的进入时间并更改显示屏提示信息;若读到的车卡是未经授权或者挂失卡则不打开道闸,同时启动内部报警功能,提醒管理人员进行相关处理。

当车辆离开停车场时,系统对车辆的判断过程与入场相同,并记录离场信息更改显示屏提示信息。

具体可实现:

① 利用车辆检测器实现防砸车功能;

② 自动出卡功能:对于临时卡的发放,采用自动出卡机自动出卡;

③ 中文显示功能:采用 LED 显示屏,全中文显示时间、收费金额、卡中余额、卡有效期、车位满以及停车场的相关信息;

④ 语音提示功能:正常操作可提示请读卡、收费金额、有效期等相关信息,误操作或非法操作可作出相应提示;

⑤ 对讲功能:在管理中心安装对讲主机,各出入口安装对讲分机,保证各出入口和管理中心的联络;

⑥ 图像识别功能:在车辆入场时,采用高分辨率摄像机自动摄取车辆外形、颜色、车牌号码等图像信息,出场时将出口摄取的车辆图像与入口图像进行比较,信息一致时,车辆才予放行,确保车辆安全。

(6) 工程实例

以下介绍南京聚立工程技术公司为盐城市第三人民医院所设计的停车场管理系统,供参考。

① 系统概述

智能停车场管理系统采用非接触式 MIFARE-1 卡为信息载体,作为车辆出入停车场凭证,对车辆进出停车场的收费、保安和管理等进行全方位管理。

在非接触式 IC 卡停车场管理系统中,持有月租卡和储值卡的车主在出入停车场时,经车辆检测器检测到车辆后,将 IC 卡在出入口控制机的读卡区掠过,读卡器读卡并判断卡的有效性,对有效的 IC 卡,自动道闸的闸杆升起放行,并将相应的数据存入数据库中。若为无效的 IC 卡等异常情况时,则不予放行。

对临时停车的车主,在车辆检测器检测到车辆后,按入口控制机上的按键取出一张 IC 卡,并完成读卡放行。在出场时,在临时计费器上读卡并缴纳停车费用,无异常情况时道闸闸杆升起放行。

停车场管理系统具有功能强大的数据处理功能,可以对发卡系统发行的各种 IC 卡进行管理,对丢失的卡进行挂失;可以完成管理系统各种参数的设置、数据的收集和统计,实现车辆的出入时间记录、收费记录、自动计费以及场内车辆的信息记录并生成日报表、月报表。

② IC 卡种类

a. 高级授权卡

高级授权卡是由生产厂商在停车场管理系统出厂时随系统发行。授权卡在停车场管理系统中具有最高权限,不能由自身的系统发行或被清空。在使用授权卡登记进入系统后,可以执行 IC 卡发行、管理、查询、报表管理、备份数据等系统所有的操作。

b. 操作卡(管理卡)

操作卡是停车场管理系统的收费操作管理人员的上岗凭证。收费操作员在上岗时持该卡在停车场管理系统中登记后才能使用本系统,而且只能在操作人员的权限内工作。

c. 月租卡

月租卡是停车场管理系统授权发行的一种 IC 卡,由长期使用指定停车场的车主申请并经管理部门审核批准,通过 IC 卡发行系统发行。该卡按月或按一定时期交纳停车场费用,并在有效的时间段内享受在该停车场停车的便利。

d. 储值卡

储值卡是停车场管理系统授权发行的一种储值 IC 卡,由长期使用指定停车场的车主申请并经管理部门审核批准,通过 IC 卡发行系统发行。该卡按实际停车时间交纳停车费用。

③ 系统组成(如图 9.14 所示)

a. 入口处:设置入口读卡机,入口自动道闸和车辆检测器。

b. 出口处:设置出口控制机,出口自动道闸和车辆检测器。

c. 收费管理中心:管理软件。

(a) IC 卡处理。包括:发卡、退卡、补卡、挂失卡等功能模块。

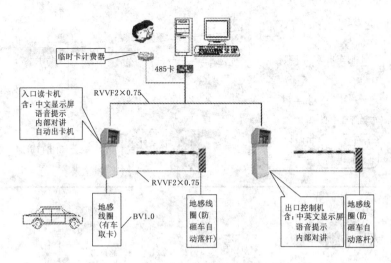

图 9.14 停车场系统组成实例图

（b）收费标准设置。可根据用户要求修改收费标准，修改时需提供授权卡。

（c）系统数据处理。包括：任意时间段的数据查询、统计、报表。

（d）实施监控功能。可通过 RS485 接口实施检测出各控制机的状态。

（e）权限设置功能。提供系统授权卡和授权密码，可任意设置系统其他管理人员的操作权限。

（f）多用户支持功能。通过系统管理员增加系统客户端，可达到数据多处共享的目的。

（g）完善的数据维护功能。包括数据库的导入导出、数据库的索引等。

d. RS485 通讯接口。

e. 临时车计费系统。

f. 报表打印机。

④ 系统工作流程

车辆进场过程如图 9.15 所示。

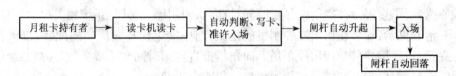

图 9.15 系统工作流程图

车辆出场示意图，如图 9.16 所示。

说明：

司机将车驶至车场出场读卡机旁，取出 IC 卡在读卡机盘面感应区读卡；

读卡机接受信息，电脑自动记录、扣费，并在显示屏显示车牌，供值班人员与实车牌对照，以确保"一卡一车"制及车辆安全；

感应过程完毕，读卡机发出"嘀"的一声，过程完毕；

若符合，则读卡机盘面上设的滚动式 LED 中文显示屏显示字幕"一路顺风"同时发出语音，如不符合，不能出场，并显示原因；

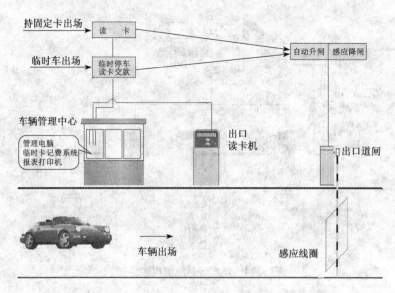

图 9.16　出场示意图

道闸自动升起,司机开车离场,出场后道闸自动关闭。

⑤ 停车场管理系统设备介绍

a. 出入口控制主机

出入口控制主机是系统功能得以充分发挥的关键外部设备,是智能卡与系统沟通的桥梁。基本结构:骨架机箱、智能卡读写器,选配设备:中文电子显示屏、语音提示报价器、对讲系统、入口控制机选配自动出卡机、出口控制机选配自动吞卡机。

——控制机箱:密封设计;防雨、防尘,外观采用交通标准色,精工制作。

——智能卡读写器:智能卡与系统沟通的桥梁,对 IC 卡进行读写操作,本系统采用公交IC 卡读写器。

——中文电子显示屏:中文 LED 显示,安装在出入口控制机的正面,智能卡读写器的上方以汉字形式显示停车时间、收费金额、卡上余额、卡的有效期等等,若系统不予入场,则显示相关原因,明了直观。在空闲时显示时间日期、欢迎用语、或其他系统相关提示信息。

——语音提示:安装在出入口控制机的正面,与中文电子显示屏功能配套,以语音的形式进行提示,指导用户科学使用停车场。向司机报告停车时间和缴费金额,提高系统收缴费的透明度,公平可信,减少摩擦,避免操作员多收或少收费。

——对讲系统:出入口控制机安装对讲系统后,工作人员可以提示、指导用户使用停车场,用户也可以询问有关情况,方便两者之间的及时联系。

出入口控制主机特点:

——采用逻辑智能控制,确保按规定程序发卡;

——互锁式发卡系统,防止卡的流失;

——光电控制,发卡准确;

——小功率、弱电控制,确保运行平稳、安全;

——特殊柔式发卡机构设计,确保发卡顺畅,不损坏卡;

——储卡量不足自动预告,确保及时补充。

入口控制主机型号及参数如表9.8所示,各出口控制主机如表9.9所示。

表9.8　入口控制主机型号表

JSKT600 入口控制主机			
基本配置	读写器	JS680	技术指标 ※工作环境温度:−20℃~+45℃ ※电　源:220V AC±10%,50 Hz ※外形尺寸:H×W×D:1 320×480×480(mm)
	主控制器 PLC	JS675	
	机箱	JS600A	
统选配系	中文电子显示屏	JS6724	
	对讲系统	JS570A	
	出卡机	JS581	

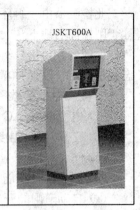
JSKT600A

表9.9　出口控制主机型号表

JSKT601 出口控制主机			
基本配置	读写器	JS680	技术指标 ※工作环境温度:−20℃~+45℃ ※电　源:220V AC±10%,50 Hz ※外形尺寸:H×W×D:1 320×480×480(mm)
	主控制器 PLC	JS675	
	机箱	JS601B	
统选配系	中文电子显示屏	JS6724	
	对讲系统	JS570A	

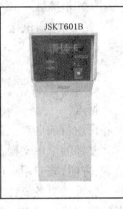
JSKT601B

b. 自动道闸

道闸具有感应自控和按钮控制等多种方式,具有感应探测防砸功能,车辆过后自动复位,如道闸下落过程中遇到车辆经过,会立刻停止下落返回,以防砸车。

快速自动道闸安装在停车场的出入口处,离控制机3 m左右距离。由箱体、电动机、离合器、机械传动部分、闸杆、电子控制等部分组成。

机箱:结构坚实牢固,做防雨水和喷溅水保护,外壳可以用特制的钥匙方便地打开和拆下,并特别设计一套卸荷装置,以防止外力损坏,采用色彩鲜明的国际标准化外形设计,具有较强的警示作用。

电动机:特别定制快速道闸专用直流电动机,具备开、关、停控制功能,另外还具备电机转速输出功能,便于控制系统对电机的运转情况加以检测和监控。

离合器:分为电动和手动两种工作方式,将电动机的驱动减速,从而驱动传动机构,在停电时,方便采用摇杆控制闸杆的起落。

传动部分:采用四连杆平衡设计,确保闸杆运行轻快、平稳、输入功率小,防止人为抬杆和压杆,将外部作用力通过传动机构巧妙卸载到机箱上。

电子控制部分:以光电开关替代行程开关作为定位控制,全电路采用无触点控制,具备多种接口控制方式:按钮开关、红外或无线遥控、电脑监控,以弱电控制强电,内置单片机微电脑处理芯片,具备智能逻辑控制处理功能。

c. 车辆检测器

此检测器由一组环绕线圈和电流感应数字电路板组成与道闸或控制机配合使用,线圈埋于闸杆前后地下 20 cm 处,只要路面上有车辆经过,线圈产生感应电流信号,经过车辆检测器处理后发出信号给控制机或道闸,需要说明的是:控制机前的检测器是输给主机工作状态的信号,闸杆后的检测器实际上是与电动闸杆连在一起,当车辆经过时起防砸作用。

d. 主要性能参数

（a）电源电压:AC 220 V±10%, 50 Hz

（b）工作环境:温度－20℃～＋45℃;相对湿度≤95%

（c）储存环境(长期):温度－10℃～＋40℃;相对湿度≤80%

（d）脱机运行功能

（e）自动道闸的开启/关闭时间:≤4 s

（f）非接触式 IC 卡的读写时间:≤0.2 s

（g）非接触式 IC 卡读写距离:10～100 mm

（h）网络通讯接口:RS485(标准)

（i）通讯传输距离:1.2 km(标准)

⑥ 非接触式 IC 卡停车场收费管理系统软件功能及特点

a. 系统软件组成:Windows 9x/Me＋Visual Basic6.0

特点:

采用目前世界上最先进的计算机模拟控制科学,具有自动程度高和使用简捷的特点。

友好的全中文操作界面。中文菜单显示,每个操作步骤都有详细的提示,操作人员使用直观、方便,非专用人员经简单培训即可上机操作。

完善的财务统计功能,自动完成各类报表(班报表、日报表、月报表、年度报表),使管理者的管理档次步入一新的台阶。

严密的分级(权限)管理制度,使各级操作者责、权分明。

积木式的程序设计,使系统功能的增删和改进极为便捷,大大提高了系统的适应性。

系统的自维护功能,使故障的查找与排除更为便捷。

设有辅助菜单,具有很强的扩展性,用户可根据自己的要求,增加新的管理功能。

具有输出削峰、过载指示。

b. 主备功放切换器,其外形如图 9.17 所示。

备用功放切换器集成了系统监听和系统故障功放检测切换功能,并留有 6 个模块空间为系统扩展时增加模块而提供了安装空间。具有 10 路线路输入、10 路功率输入监听的功能,可以检测 8 台功放的工作情况,并可将备用功放切换上去,使系统连续工作。

c.前置放大器 F0813,其外形如图 9.18 所示。

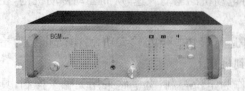

图 9.17　主备功放切换器

图 9.18　前置放大器

音源输入：

(a) 4 路话筒输入,其中第一路话筒具有优先功能,其余 3 路具有混音功能；

(b) 3 路背景音乐输入；

(c) 1 路消防信号强制输入；

(d) 1 路话筒信号输入；

(e) 音源输出；

——1 路平衡信号输出；

——2 路非平衡信号输出；

——1 路录音信号输入；输出信号音量控制和高低音量控制。

d. 顺序电源启动器 F0818,其外形如图 9.19 所示。

功能：

——8 路电源输出；

——延时打开和延时关闭电源输出；

——消防紧急启动；

——定时开启和定时关闭电源输出；

——RS232 串口定时开启定时关闭某些特定设备电源输出。

图 9.19　顺序电源启动器图

第六节　智能照明系统

一、系统概述

建设一套完善的智能照明控制系统,能美化环境,提供舒适、绿色的光照,从而真正体现高智能化的硬件设施和高人性化的工作环境。而传统的照明控制一般采用开关手动控制,对于上述要求很难实现,而且线路十分复杂,操作非常繁琐。随着用户要求的提高和技术的进步,传统的照明控制由于许多问题无法解决而逐步被智能照明控制取代,这已成为一种趋势。

医院院大楼智能照明设计中可采用目前流行的 EIB 系统作为控制基础。其系统架构如图 9.20 所示。

二、EIB 系统

EIB(European Installation Bus)即欧洲安装总线,是电气布线领域使用范围最广的行业规范和产品标准。现已成为国际标准 ISO/IEC 14543—3。在亚洲称为电气安装总线(Electrical Installation Bus),并于 2007 年正式成为中国国标 GB/Z 20965—2007。

EIB 是一种标准的总线控制系统,控制方式为对等控制方式,不同于传统的主从控制方式,总线采用四芯屏蔽双绞线,其中两芯为总线使用,另外两芯备用。所有元件均采用 24V DC 工作电源,24V DC 供电与电信号复用总线。

EIB 系统既是一个面向使用者、体现个性的系统又是一个面向管理者的系统,使用者可

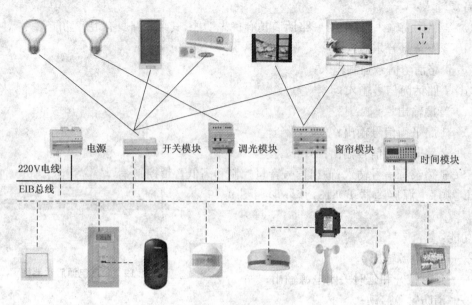

图 9.20　智能照明架构图

根据个人的需求任意修改系统的功能,以达到最佳的效果,并可通过操作控制面板等(如按钮开关、遥控器等)来控制灯光的开关或调光、窗帘的开/合,场景的开启等,另一方面,EIB系统还提供可视化软件,管理者可通过计算机对大型的建筑的照明或整个小区的路灯、泛光、喷泉等进行集中智能管理,并实现系统范围内的安全监视。

EIB系统现已成为一个世界性的现场总线标准,总线协议完全开放,采用ISO国际标准组织的OSI模型,并使用其中的5层协议,目前世界各地有近200家电器制造商在围绕EIB产品进行研制、开发,不同厂家的EIB产品完全无缝兼容。

三、EIB 系统特点

(1)线路简单,安装方便,易于维护,节省大截面线材消耗量,降低投资成本和维修管理费用。

(2)运用先进的微电子技术,不但可实现单点、双点、多点、区域、群组控制、场景设置、定时开关、亮度手自动调节、红外线探测、集中监控、遥控等多种控制任务,并且可以优化能源的利用,降低运行费用。

(3)电气安装总线是开放式,大跨度框架结构,能满足多种用户对不同环境功能的要求。

(4)数字化医院有多种报警措施及安全服务,各系统间互相结合,并以计算机网络的形式实现,在各种紧急突发事件中,能作出迅速果断的处理,为医院的安全提供了可靠的保障。通过弱电控制强电,人体接触的控制设备均为 24 V 安全电压。

(5)系统具有开放性,可以和其他物业管理系统(BMS)、楼宇自控系统(BA)、保安及消防系统结合起来。

四、EIB 系统功能

在现代医院大楼中,EIB 系统可以实现如下功能:

(1) 可以将灯光、空调、窗帘、电气设备等通过一个开关集中控制或遥控。

(2) 可以通过亮度探测器,依照所接收到阳光的多寡来自动调节病房内的灯光亮度,保持最佳照度状态。

(3) 通过场景设置,可以将多个单独功能通过一个按键实现,同时调节灯光的照度值、窗帘的位置、空调的开关等,按需要组成多种场景。

(4) 在楼梯、走廊等公共部位可以使用移动探测器控制灯光。例如,当来客搭电梯到达时,电灯才会被启动;在没有任何动静时,灯光会自动转暗。

(5) 移动探测器也可作为报警装置。当探测到有物体移动时,立即警报,并且显示入侵者的位置,并可通报安全部门,或传送警告信息到值班人的移动电话。

(6) 对于病人、老人和残障者,只要将任一按钮设定为紧急按钮,当需要就能即时得到帮助。

(7) 通过集中监控,从一个地方即可控制与监视医院所有病房、手术室或办公室的电器设备。

第七节　机房工程

一、机房设计要求与内容

智能化机房是医院建筑智能化系统的中心,机房主要承载通信系统、视频监控系统、防盗报警系统、一卡通系统、信息发布系统、有线电视及卫星接收系统等的中心管理设备。

1. 设计要求

(1) 设计标准性:严格按国家关于计算机机房的有关标准设计,文件图纸规范齐全,采用国标符号,力求统一性,可调整性。

(2) 功能先进性:采用先进高级的管理系统手段,充分考虑与布线系统、网络系统的接口与配套,确保机房系统长期高效运行。

(3) 安全可靠性:采用质地优良的材料和性能优越可靠的设备,配套规范的施工工艺技术,确保机房各个环节都安全可靠。

(4) 系统实用性:方案实施后的机房布局合理,工艺流程最简便,系统设置周到、全面,管理严谨方便,不同功能区选择不同等级材料,使其价格性能比达到最优。

(5) 空间扩展性:本系统不仅能支持现有的系统,还能在空间布局、系统容量等方面有充分的扩展余地,便于系统适应未来发展的需要。

2. 设计内容

机房配电系统;机房防雷接地系统;机房不间断电源系统 UPS;机房装修工程;机房照明工程;机房信息设备安装和合理布线。

二、计算机中心机房

计算机监控中心机房是大楼内部重要信息的管理中心和业务处理中心,为了保证各系统稳定、可靠的运行,必须满足系统和工作人员对温度、湿度、洁净度、电磁场强度、电源质量、照度、接地、消防、防鼠患和安全等要求。该机房是消防、安防一体化集中控制机房:功能包括联动报警,联动显示,联动处置。其要求如表9.10所示。

表 9.10 机房工程要求表

序号	系统名称	设计摘要	备注
一、弱电机房			
1	装修工程	包括地面、顶面、墙面、门窗等设计	
2	供配电及照明	机房动力配电、照明(含应急照明)、辅助供电	
3	防雷接地	电源防雷、信号防雷	
4	UPS 供电	满足2 h的后备时间	
二、信息中心机房			
1	装修工程	包括地面、顶面、墙面、门窗、隔断等设计	
2	电器配电	机房动力配电、照明、辅助供电	
3	UPS 供电	满足2 h的后备时间	
4	防雷接地	电源防雷、信号防雷	
5	机房空调	精密空调,调节机房环境	
6	消防工程	无管网气体灭火系统	
7	KVM 切换系统	远程管理服务器	
8	机房环境监控	可对机房的设备进行集中控制和管理	

三、装修工程

机房装修工程主要包括:主机房和辅助工作间的功能区域划分、机房隔断、机房的密闭和保温、室内吊装修(空调管道、照明走线、消防、保温、防尘、空调回风)、机房活动地板(布线、空调送风)、机房内墙柱面装饰、机房门窗。

1. 机房地面工程

机房工程的技术施工中,机房地面工程是一个很重要的组成部分。机房地板一般采用抗静电活动地板。活动地板具有可拆卸的特点,因此,所有设备的导线电缆的连接、管道的连接及检修更换都很方便。活动地板下空间可作为静压送风风库,通过带气流分布风口的活动地板将机房空调送出的冷风送入室内及发热设备的机柜内,由于气流风口地板与一般活动地板可互换性,因此可以自由地调节机房内气流的分布。

活动地板下的地表面一般需要进行防潮处理(如刷防潮漆等)。若活动地板下空间作为机房空调送风风库,活动地板下地面还需要做地台保温处理,保证在送冷风的过程中地表面不会因为地面和冷风的温差而结露。

2. 机房顶棚装修

机房顶棚装修多采用吊顶方式。机房内吊顶主要作用是:在吊顶以上到顶棚的空间作为机房静压或回风风库、可布置通风管道;安装固定照明灯具、走线、各类风口、自动灭火探测仪,防止灰尘下落等。机房应该选择金属铝天花,铝板及其构件应具有质轻、防火、防潮、吸音、不起尘等性能。

3. 机房内墙装修

机房内墙装修的目的是保护墙体材料,保证室内使用条件,创造一个舒适、美观而整洁的环境。内墙的装饰效果是由质感、线条和色彩三个因素构成。在机房墙面装修中最常见的是贴墙材料(铝塑板、彩钢板等)饰面。其特点:表面平整、气密性好、易清洁、不起尘、不变形。

墙体饰面基层做防潮、屏蔽、保温隔热处理。

(1)墙面处理

墙面装修通常包括墙面处理、抹灰饰面及隔音屏蔽处理。墙面处理是指在机房建筑的墙面、柱面上进行防尘、防潮、防水、保温处理,抹灰饰面是指采用砂浆抹在建筑物的墙面、柱面上的一种装饰技术,使房屋内部平整、光滑,清洁美观,增强保温、隔热、隔音、防尘等性能。

(2)机房隔断

为了保证机房内不出现内柱,机房建筑常采用大跨度结构。针对计算机系统的不同设备对环境的不同要求,便于空调控制、灰尘控制、噪音控制和机房管理,往往采用隔断将大的机房空间分隔成较小的功能区域。隔断墙既轻又薄,还能隔音、隔热。

为将机房内分隔成各个功能区,提高采光性能,使机房布局简洁明快、科学合理,机房需要隔断处理,通常分为实墙隔断。实墙隔断采用砖墙或轻钢龙骨石膏板,经济实用;复合岩棉彩钢板防火墙隔音等性能非常优越,但造价略高;玻璃隔断可分为铝合金隔断、轻钢龙骨亚光不锈钢隔断两种,从1993年以来,铝合金隔断已经被轻钢龙骨亚光不锈钢隔断所取代。轻钢龙骨大型亚光不锈钢隔断具有自重轻、结构牢固、采光性能好,简洁明快,干净整洁等较好的性能和视觉效果。

(3)机房外门窗

机房外门窗多采用防火防盗门窗,机房内门一般采用无框大玻璃门,这样既保证机房的安全,又保证机房内有通透、明亮的效果。

(4)与相关方面的关系处理

① 与电气:需考虑电气系统中照明灯具的美观性,整体搭配性,电气设备的布局要尽量的美观;

② 与空调:需考虑空调设备的摆放美观度,需解决为保障空调气流的合理循环所需要的结构搭配,如地板层的高度,顶面回风需要的空间、空间最大送风距离等;

③ 与消防:需考虑各消防分区的材料配备,消防管道的布局,钢瓶间的规划位置等;

④ 与综合布线:需考虑上走线桥架的美观度以及施工完成后对整个机房美观度的影响;

⑤ 与集中监控:需考虑设备的安装要与整体装饰效果搭配。

四、电气配电

计算机房的供配电系统是机房工程的重要组成部分,供电质量的好坏,设计配置是合理周全,直接影响计算机系统的正常运行,最终影响数据处理结果的准确性,所以必须设计建设一个比较完善的供配电系统,以满足机房对供配电的要求。在这个系统中不仅要解决计算机设备(主机、程控、网络、电脑、终端等)用电的问题,还要解决保障计算机设备正常运行及其附属设备的供配电问题。

为确保计算机系统设备正常运行,要采用先进的控制技术和高质量的电器元件。考虑到发展,配电设备备用余量预留 20%～50%左右。

机房内的电气施工应该选择优质电缆、线槽和插座。一般插座与 UPS 电源专用插座要有注明区别的标志。照明应选择机房专用的无眩光高级灯具。

保证机房供配电系统的机房安全运行动力,机房往往采用机房专用配电柜来规范机房供配电系统,保证机房供配电系统的安全、合理。

五、UPS 电源

不间断电源系统设置在相应的机房,提供弱电系统关键设备的供电如:计算机网络系统交换机、楼宇自控及集成系统的控制器以及监控服务器、数据服务器、安全监控系统的矩阵主机、报警主机、前端设备、硬盘录像机、机房的客户端设备等。

(1) UPS 应该是一个能够消除公共电网中各种骚扰问题的 365 天 7×24 小时不间断连续向机房数据处理设备提供高质量电力供应的系统。UPS 系统的配置必须满足最高可用性,最高可维护性,没有单点故障点的系统与结构的配置。同时,结构上还应该考虑系统的可扩张性,满足实际应用中设备分阶段投入和今后可能的进一步发展的需要。

(2) UPS 电源系统采取分立旁路的在线式 UPS 并机运行方式,正常运行时每台 UPS 品均分担负荷,输出无环流,任何一台 UPS 均能成为主逻辑设备,在一台设备故障或维修的情况下,该 UPS 能自动脱离并联系统并实现 1 台 UPS 自动关机,另一台可自动全部带上负荷,确保供电的不间断。可以做到在系统并联运行中将任一台 UPS 退出和将其重新并入并机系统,该过程不会中断对设备的供电,也不会转向旁路供电。同时该并联 UPS 系统也可做到将每台 UPS 分开单独使用,达到供电系统的灵活、方便。

(3) 并机系统具有扩充的余地,根据医院各种业务的不断增加,可以为计算机系统供电的 UPS 系统均能做到增加 UPS 的可能,即该并机系统具备 4 台 UPS 并机功能。

(4) 对于重要负载,需采用 UPS 供电,重要部分采用 N+1 冗余并联配置,要求与机房区域一致。

六、配电柜

由于考虑到使用区域和操作的便捷性,以及维护过程中能进行准确判断,配电柜主要有如下特点:

(1) 改善了电力的可用性,消除了过载的危险。始终通知最终用户每个断路器的负载率,用户可以编程设置的 2 级报警,通过减少配电单元的数量优化功率密度,提供实时电流测量,确定在某一相增加负载是最佳的位置,允许用足实际可用的功率。

(2) 了解耗电的变化趋势。优化服务器供电所需要的断路器的数量,并且容易对其进行管理,精确了解负载的耗电量,能够事先规划安装额外的配电柜,监视耗电量的整个演变过程。

（3）运行的可靠性。消除运行的危险,消除手动测量电流的麻烦和不精确性。避免使用单一容量的断路器以至于不断改动配电柜,例如需要 30 A 电流,可使用 2 个 16 A 的断路器。

（4）完整的人机对话界面。容易整合任何监视系统,MobBus 通信协议,前面板上的显示屏会显示所有的信息,还可将信息下载到掌上电脑。标准配备有红外线通信接口。

七、机房空调工程

计算机系统和程控交换机散热量大而集中。所以机房空调不但要冷却机房环境,而且要对"两机"进行送风冷却,保证有足够的冷风从设备内部流通,确保带走热量。

一般使用自下(地板风口)而上的送、回风方式。冷空气通过架空的活动地板上的风口进入计算机机柜或程控交换机机架,迅速有效冷却设备。

机房空调要求有:

湿度精度精准;温度精度精准;具有过滤空气功能;每天可使用 24 小时;无需专人操作;有停电后自启动功能。所以必须采用专业的机房精密空调,采用 N＋1 的模式,以达到备份的效果。

八、机房动力环境监控

机房监控系统需采用网络技术,系统具有客户端和 Web 页面两种界面。可以对机房各种设备进行监控。系统提供的 Web 页面可以安装在网络中心指定人员的计算机中,随时可以监控或接收系统报警信息。

系统主要监测对象有:

（1）机房电源:主要开关状态监视及实时监视电压、电流、频率、有功功率等。

（2）UPS 电源:通过通讯协议及智能通讯接口,监测 UPS 的工作状态及各种参数——UPS 的输入、输出电压、电流、频率、功率因数、逆变器状态、电池状态、旁路状态、报警等。

（3）机房空调:监测空调压缩状态、风机状态、加热器状态、抽湿器状态、加湿器状态、报警等。

（4）图像监控系统:在主入口、准备间、配电间、配线间、核心机房、托管机房的入口以及每排机柜的通道上设置监控点,确保没有监控死角。

（5）机房温度、湿度:精确测量机房的温湿度参数,出现异常时报警。

（6）漏水检测:对机房空调、暖气漏水情况实时监测,出现异常时报警等。

九、机房火灾自动报警系统

火灾自动报警系统由火灾自动探测器、区域报警器、集中报警器和控制器组成。火灾自动报警系统与消防系统的控制中心相连接,组成一个联动的自动消防系统。

为了防止或减少误报和漏报,机房、辅助机房的火灾自动报警系统的探测器采用感温、感烟两种探测组合,以便提高报警的可靠性。

根据机房面积的大小,可采用有管网和无管网两种方式。

消防报警监测的要求如下:

（1）通过消防控制器上给出的智能通讯接口(要求提供相应的完整准确的通讯协议)或

干接点,将消防报警接入集中监控系统中,实时监测报警情况。

(2)当消防控制器提供智能通讯方式(通讯接口和通讯协议)的情况时,能实时监测火灾报警联动控制器的工作状态和参数,能够提供消防系统监控场的电子地图,并能够在电子地图上实时显示各区域的火警状态。

(3)当消防控制器提供报警干接点输出的情况时,能实时监测消防主机的消防报警情况,不可以分区域显示,仅一个报警信号而已。

(4)记录并显示从消防主机所输出的报警情况。当监控系统接收到火警信号时发出最高级别的报警并自动切断门禁控制电源以便于人员逃生,系统立即弹出相应的报警窗口,同时监控主机发出多媒体声音报警及自动拨打预设电话,实现电话语音报警。

(5)可查询任一检测对象在任意时间段内的历史变化曲线和历史数据。

十、防雷接地

机房接地系统是涉及多方面的综合性信息处理工程,是机房建设中的一项重要内容。接地系统是否良好是衡量一个机房建设质量的关键之一。机房一般具有四种接地方式:交流工作地、安全保护地、直流工作地和防雷保护地。系统可采用联合接地,接地电阻不小于$1\,\Omega$。

1. 电源防雷
(1)总配电箱安装一级防雷保护器;
(2)机房 UPS 前安装二级防雷保护器;
(3)楼层配电箱安装三极保护器。

2. 信号防雷
(1)电信进线包括电话电缆和光缆应接地;
(2)已跳接的语音进线必须安装保护器,保护器应接地;
(3)天馈线应接防雷保护器;
(4)DDN 专线应接防雷保护器;
(5)有线电视进线应接防雷保护器。

参 考 文 献

［1］陆伟良,等.实用医院智能化系统工程.南京:东南大学出版社,2009

［2］吴越,等.智慧医疗.北京:清华大学出版社,2011

［3］潘兆岳,等.医疗功能用房设计流程要点.南京:第三届华东城际智能建筑联盟论坛论文集,2010

［4］徐洪彬,等.盐城市第三人民医院智能化系统工程设计文件.南京:聚立工程技术公司,2011

［5］数字化医院建设.杭州:宏杉科技有限公司,2012

［6］龚超.可视化信息记录与传播.深圳:锐取信息技术股份有限公司,2012

［7］王斌.综合性医院信息设施和应用系统设计.南京:南京工业大学,2011

［8］吴纲.绿色医院智能化系统整体设计.南京:第三届华东城际智能建筑联盟论坛论文集,2010

［9］杨春晖.数字化医院视讯平台.北京:视联动力国际信息技术有限公司,2011

［10］银江移动临床信息系统.杭州:银江股份有限公司,2012

［11］锐取数字化手术室集中控制系统.深圳:锐取信息技术股份有限公司,2012

［12］SMART VIEW手术高清示教系统.上海:矽思信息技术有限公司,2011

［13］EMC存储系统介绍.上海:今日在线科技发展有限公司,2006

［14］云存储和数据安全解决方案.杭州:信核数据科技有限公司,2012

东南大学出版社同类图书